岭南**100**种药食两用
中药材识别与应用

主 编◎陈舜让 邓文辉

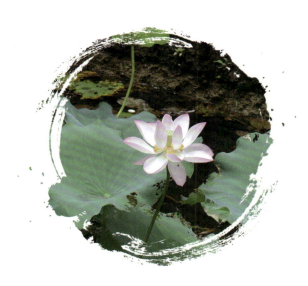

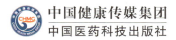
中国健康传媒集团
中国医药科技出版社

内 容 提 要

本书精选具有岭南特色的 100 种药食两用中药材，着重从科普角度来介绍。共分为总论和各论两部分，总论部分简要介绍药食同源的相关情况，岭南药膳及常见药食两用中药材，各论按药用部位向广大读者详细介绍这 100 种药食两用中药材。每种中药配有原植（动）物图、药材性状的高清图片和详细的文字描述，文末还附有简单实用的日常药膳应用。本书既可为专业的中医药人士提供参考，又可为爱好中医药的读者提供更多的科普知识。

图书在版编目（CIP）数据

岭南 100 种药食两用中药材识别与应用 / 陈舜让，邓文辉主编 . —北京：中国医药科技出版社，2024.5

ISBN 978–7–5214–4650–0

Ⅰ . ①岭… Ⅱ . ①陈… ②邓… Ⅲ . ①中药材—中药鉴定学—广东 Ⅳ . ① R282.5

中国国家版本馆 CIP 数据核字（2024）第 100570 号

美术编辑　陈君杞
版式设计　也　在

出版　**中国健康传媒集团** | 中国医药科技出版社
地址　北京市海淀区文慧园北路甲 22 号
邮编　100082
电话　发行：010-62227427　邮购：010-62236938
网址　www.cmstp.com
规格　710 × 1000 mm $^{1}/_{16}$
印张　20 $^{1}/_{4}$
字数　374 千字
版次　2024 年 5 月第 1 版
印次　2024 年 5 月第 1 次印刷
印刷　北京盛通印刷股份有限公司
经销　全国各地新华书店
书号　ISBN 978-7-5214-4650-0
定价　**98.00 元**

获取新书信息、投稿、为图书纠错，请扫码联系我们。

编 委 会

序

作为中华传统中医药学文化博大精深内容的重要部分，"药食同源"思想从历史和文化角度看，是中华民族贡献给世界人民的又一种智慧和力量。广东省药品监督管理局高度重视增强文化自信，重视人民群众的健康需求，着力传承推广包括"药食同源"在内的岭南中医药文化，向广大读者科学普及药品安全科普知识，2018年创办了"广东省药品科普网（安安网）"。

"药食同源"的概念源于中国古代的中医药理论，认为一些食物具有药用价值，可以起到保健和治疗疾病的作用。古代先人在寻找食物、药物的实践中，认识到许多食物可以药用，许多药物也可以食用，两者之间很难严格区分，《黄帝内经太素》就有"空腹食之为食物，患者食之为药物"的描述。通过食疗、食补或者药膳等方式，我们可以借助食物的力量来调整身体的功能，提高免疫力，从而达到预防疾病的目的，这种未病先防、防患于未然的健康观念，是我国古代医学智慧的重要体现。

"药食同源"在岭南地区有广泛的物质和文化基础。岭南地区属东亚季风气候，具有热带、亚热带季风海洋性气候特点，气候温暖，雨水充沛，林木茂盛，中草药资源极为丰富，是中国传统中医药文化的重要发源地之一。在独特的地理和气候环境下，岭南形成

1

了地域性中医药文化传统。葛洪《肘后备急方》等医学著作，为中医药文化在岭南生根破土，萌芽打下良好基础，至唐宋，岭南中医药文化开始声名鹊起，成为中医药文化最具地方特色的重要组成部分。近代，岭南中医药文化得到较好的传承和发展，有众多中医名家，闻名世界的中医院、中药老字号，数千种优质的道地药材，并且还是全国道地药材"南药"和"广药"的主要产区。

"药食同源"形成了独具岭南地方特色的药膳文化。民间流传大量的药膳食谱，结合一年四季而调换食谱。用中草药制作茶饮，或直接加入汤、粥、菜肴中食用，期望达到某种特定的保健目的。药膳方多数具有鲜明的岭南地区的地方特色，针对性强，如除湿、治热气等。祛湿药膳有清热利湿的土茯苓苡仁粥、祛湿解毒的土茯苓煲龟汤、健脾渗湿的清补凉汤等。以药入膳、以膳食调的药食同源、药膳文化在岭南地区得到比较良好的发展、传承。

近年来，随着人民群众生活水平普遍逐步提高，饮食卫生和营养知识更加普及，公众越来越重视自我保健和养生，追求、采食野生药食两用食材，但受辨识能力限制，偶发食用中毒事件。为帮助广大读者提高常用药食两用中药材辨识能力，弘扬岭南药膳文化，作为"广东省药品科普网（安安网）"科普丛书之一，《岭南 100 种药食两用中药材识别与应用》精选具有岭南特色的 100 种药食两用中药材，着重从科普角度，介绍其植物来源、药材经验鉴别以及日常药膳应用。全书图文并茂，可供专业人士参考，亦可为普通读者提供岭南特色药膳文化科普知识，相信对读者会有所启发和帮助。

唐朝诗人李白有这样诗句："白兔捣药成，问言与谁餐？"我们真诚希望岭南中医药文化知识能够更多造福广大人民群众，在社会各界的大力支持和共同努力下，让岭南中医药文化焕发新的光彩，为人民的健康贡献中医药的力量！

2024 年 4 月

前　言

作为"广东省药品科普网（安安网）"科普丛书之一，《岭南100种药食两用中药材识别与应用》以国家公布的药食同源的中药材为基础，精选具有岭南特色的100种药食两用中药材，着重从科普角度，介绍其植物来源、药材经验鉴别以及日常药膳应用。安安网秉承促进"药品安全、健康生活"的宗旨，以"安安科普"品牌在微信公众号、抖音、百家号等主流平台建立了自己的"科普阵地"；内容涵盖药品、化妆品、医疗器械三大领域，拥有头条、辟谣、访谈、医药典故、医药前沿等特色栏目，致力于做最实用、最简单易懂并面向广大读者的药品安全科普。

"药食同源"的概念源于中国古代的中医药理论，认为一些食物具有药用价值，可以起到保健和治疗疾病的作用。药物的发现和人类的觅食活动有着紧密的联系，"神农尝百草，一日而遇七十二毒"是我国古代传说中一则流传深远的故事，它生动描绘了神农氏通过亲身尝试各种植物，探索它们对人体健康影响的过程，反映古代先人在寻找食物、药物的实践中，认识到许多食物可以药用，许多药物也可以食用，两者之间很难严格区分，这就是"药食同源"思想的来源。最早提出药食同源理念的著作是《黄帝内经太素》，该书明确提出，食物和药物具有相同的起源，都可以对人体产生深远的影响，有"空腹食之为食物，患者食之为药物"的描述。一种动、植物的某些部位，对饥饿的人来讲是食物，可以充饥果腹，解决营养问题，对患者来讲是药物，可以治疗疾病，扶正祛邪。食用有药物功能的食物，能提高人体免疫力，达到强健体魄、预防疾病的效果，因之有食疗、食补或药膳的理念。

岭南地区属东亚季风气候区，具有热带、亚热带季风海洋性气候特点，全年平均气温20℃以上，潮湿多雨，夏季炎热潮湿，冬季则相对温暖，林木茂盛，中草药资源极为丰富。岭南地区中医药文化有深厚的群众基础，加之中草药随处可以找到，民间喜欢自行采摘中草药防病治病，"草方"医生众多、"验方"流传甚多，结合烹饪技术，这里的人们创造了许多具有地域特色的药膳食谱、药膳食疗方法，形成了独具地方特色的药膳文化。

《岭南100种药食两用中药材识别与应用》总论部分简要介绍药食同源的相关情况，岭南药膳及常见药食两用中药材，各论按药用部位向广大读者详细介绍100种药食两用中药。每种中药配有原植（动）物图、药材性状的高清图片和详细的文字描述，文末还附有简单实用的日常药膳应用。本书所选100种中药，是在国家卫生健康委员会、国家市场监督管理总局先后发布三批既是食品又是中药材的物质公告共101种"药食同源"品种基础上进行增删，主要是选用岭南地区常见的品种，以增强岭南特色。

本书的编写工作得到编者所在单位广东省药品监督管理局事务中心的大力支持，广东药科大学刘基柱老师全程参与图书的规划设计、编写，在此致以诚挚的感谢！

由于时间有限，书中不足之处，敬请读者批评指正。

编 者

2024 年 3 月

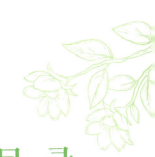

目 录

各 论 /19

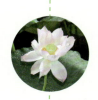

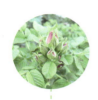

第三部分　果实与种子类 /150

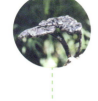

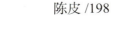

第四部分　全草类及其他 /248

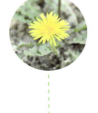

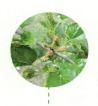

总　论

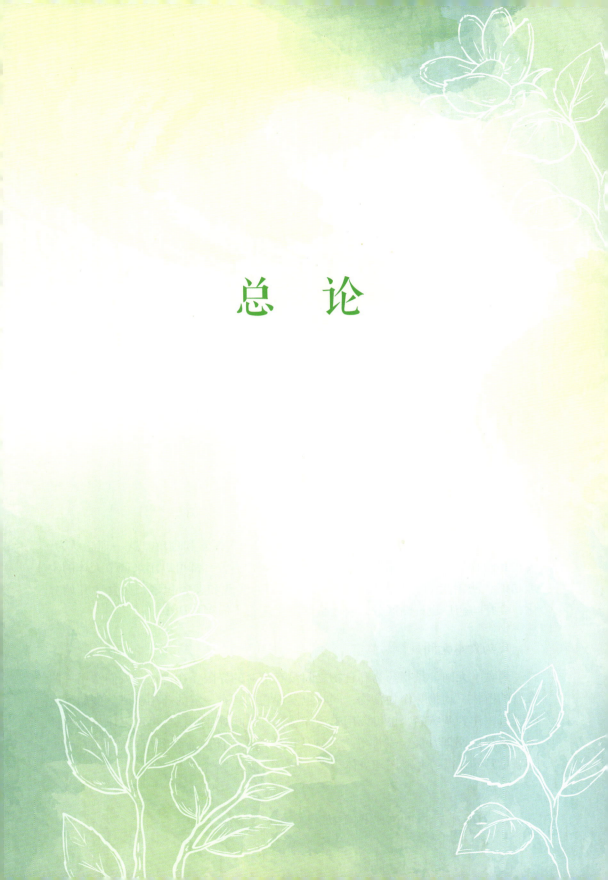

第一章
药食同源

　　"药食同源"的概念源于中国古代的中医药理论，认为一些食物具有药用价值，可以起到保健和治疗疾病的作用。药物的发现和人类的觅食活动有着紧密的联系，"神农尝百草，一日而遇七十二毒"，反映古代先人在寻找食物、药物的实践中，认识到许多食物可以药用，许多药物也可以食用，两者之间很难严格区分，这就是"药食同源"思想的来源。

　　《黄帝内经太素》就有"空腹食之为食物，患者食之为药物"的描述，是最早提出药食同源的理念。一种动植物的某些部位，对饥饿的人来讲，就是食物，可以充饥果腹，解决营养问题；对患者来讲，就是药物，可以治疗疾病，扶正祛邪。通过食用有药物功能的食物，能提高人体免疫力，达到强健体魄、预防疾病的效果，因之有食疗、食补或药膳的理念。

一、药食同源的认识

　　药食同源，源于古代人们对食物和药物的深入探索和理解。这一理念认为，食物和药物具有相同的来源和根本性质，药与食不分，都可以用来调节人体的生理功能，防治疾病。在古代，人们通过长期的实践和经验积累，药食才开始分化，食疗与药疗也逐渐区分，对药食同源之理有了深刻的认识。

1. 药食本无间

　　药食本无间，是指药物和食物之间没有绝对的界限。在古代，人们常用一些常见的植物、动物等作为食物，同时也发现它们具有一定的药用价值。例如，生姜既可以作为调味品，也可以用来治疗感冒、呕吐等症状；红枣可以作为甜点食用，也可以调理月经、安神等。这种认识使得人们能够充分利用自然界的资源，既满足营养之需，又能调理身体。

2. 调阴阳、治疾病

食物不仅具有营养价值，还可以用来调节人体阴阳、治疗疾病。在古代的医书中，有许多关于食物疗法的记载。例如，《本草纲目》中就详细记载了各种食物的药用价值和食疗方法。人们通过食用具有药用价值的食物，可以调节身体内的阴阳平衡，从而达到治疗疾病的目的。不同的食物具有不同的性质，可以分为阴性、阳性、中性等。人们通过合理的饮食搭配，可以调节身体内的阴阳平衡，从而达到防治疾病的目的。例如，冬季是阴气较重的季节，人们可以选择食用温性的食物来调理身体；夏季是阳气较重的季节，人们可以选择食用凉性的食物来消暑解热。这种认识体现了古人对自然界和人体生理的深入理解。

3. 食疗胜药疗

许多医家提倡以食代药，认为合理的饮食可以预防疾病，改善体质。《黄帝内经》中提到"大毒治病，十去其六；常毒治病，十去其七；小毒治病，十去其八；无毒治病，十去其九；谷肉果菜，食养尽之。无使过之，伤其正也"，又称"五谷为养，五果为助，五畜为益，五菜为充"，认为食物治疗胜于药物治疗，合理的饮食搭配可以使人身体健康、延年益寿，强调了饮食在保持健康方面的重要作用，促进了人们对于饮食的重视和选择。

4. 辨体质施食

辨体质施食是指根据个人的体质状况选择合适的饮食。有些人偏热、有些人偏寒，有些人气虚、有些人血虚，因此，在选择饮食时应该根据个人的体质状况进行搭配。对于热性体质的人来说，应该选择寒凉性质的食物；对于寒性体质的人来说，应该选择温热性质的食物。

5. 药食禁忌

食物和药物之间存在一些禁忌关系，如果搭配不当可能会导致身体不适或产生不良反应。《本草纲目》中就记载了许多食物之间的禁忌关系，如"猪肉与豆类同食易引起腹胀""柿子与螃蟹同食易产生结石"等，提醒人们要注意饮食搭配的合理性，避免因搭配不当而影响健康。

二、药食同源的理论基础

药食同源的理念起源于中国古代的哲学思想和医疗实践，形成了《黄帝内经》《本草纲目》等医学巨著。在现代，药食同源的理论也得到了进一步的发展和应用。

1. 药食同源的发展

"药食同源"理论一步步走向成熟。上古时期"无毒者可就，有毒者当避"，药与食不分。至《周礼·天官》记载，官职中有"食医、疾医、疡医、兽医""食医，掌和王之六食、六饮、六膳、百馐、百酱、八珍之齐"，疾医主张用"五味、五谷、五药养其病"。"食医"分工的出现促进了"食治""药膳"的出现和发展。春秋战国时期《黄帝内经》提出"药以祛之，食以随之""饮食自倍，肠胃乃伤""人以五谷为本"等观点，至今仍是食疗养生的准则。张仲景《伤寒杂病论》阐述食物气味、属性、归经、功能与阴阳五行、脏腑经络的统一及其利弊等，奠定药食疗法的理论基础，以食疗疾，被后世推崇为饮食疗法的奠基人。晋朝葛洪《肘后备急方》所用药食同源药物有 43 种，其中甘草、豆豉、杏仁、生姜、茯苓等药物应用范围广泛。孙思邈强调"安身之本，必资于食"，指出"夫为医者，当须先洞晓病源，知其所犯，以食治之；食疗不愈，然后命药"，并提出了"五脏所和法""五脏不可食忌法""五脏所宜食法""五味动病法""五味所配法""五脏病五味对治法"等一系列饮食调养理论，针对四时气候的变化调整五味所宜。孟诜的《食疗本草》记载的药食两用物品 260 种，详细描述食药功能主治、食法、禁忌等，提出饮食服药应因人、因时、因地而制宜，即所谓的"三因制宜"。李时珍所著的《本草纲目》记载食物 397 种，药粥 53 种，以中医五行学说为核心，以"五味"发挥五行学说，被认为是集前朝养、疗本草之大成，是前人的"药食同源"理论和实践的总结。

2. 药食同源的现代解释

食物中的营养可以满足、调节人体生理功能。食物中的蛋白质、脂肪、碳水化合物、维生素等为人体提供能量，满足新陈代谢需要，提高人体免疫力，维持人体健康等。营养学通过对食物中各种营养成分的分析和评估，为人们提供了科学的饮食建议和指导，通过合理的饮食搭配，调节人体的阴阳平衡，从而达到防治疾病的目的。

食物中含有的生物活性成分，如多酚类化合物、黄酮类化合物等，具有抗氧化、抗炎、抗癌等作用。现代药理学研究，一些食物中的成分具有药物的作用，如姜中的姜辣素可以缓解疼痛和退烧；蒜中的蒜素可以抗菌、抗病毒；山楂中的黄酮类化合物可以降血压、降血脂等，这些食物具有药物的作月，对人体健康有益。

通过合理的饮食搭配和健康的生活方式，可以预防一些慢性疾病的发生和发展。合理的膳食结构和适量的运动可以降低患心血管疾病、糖尿病等的风险；富含抗氧化成分的食物可以预防癌症等。未来，医学将更加注重预防和保健，而药食同源的理念正是以调节身体内的阴阳平衡、增强身体免疫力为目标，为人们提供了科学的健康管理和保健方法。生物技术的不断发展，更多具有生物活性的食物成分将被发现和应用，为药食同源的发展注入新的活力。

3. 药食同源的安全性

安全性是药食同源应用中需要关注的问题。一些食物中的成分可能会引起过敏反应或不良反应，如食用花生引起的过敏反应、银杏中的银杏酸具有一定的毒性作用等。因此，药食同源的食物也并不是绝对安全的。

药食同源存在滥用问题。药食同源的食物被广泛应用于功能性食品，以辅助调节、增强人体生理功能和免疫力，为患者提供营养膳食方案。但无论是食物还是药物，使用时都要遵循适度原则，过度使用或滥用食物和药物都可能对身体造成伤害。古人有"食饮有节，起居有常，不妄作劳"的养生法则，强调饮食要适量、有节制，不能暴饮暴食或偏食，同样，药物的使用也要按照医生的指导或《中华人民共和国药典》（以下简称《中国药典》）的规定进行，不能随意增减剂量或改变用药方式。

三、有关药食两用重要的古籍

先秦至汉《黄帝内经·素问》 中国最早的医学典籍，"自古圣人之作汤液醪醴者，以为备耳。道德稍衰，邪气时至，服之万全"。即五谷制成的汤液和酒，既可食用或饮用，也可治疗疾病。

先秦时期《山海经》 古老的中国神话传说奇书，书中记载了禽、兽、鱼、鸟、草、木、谷、果等可药用的食物 70 余种，并对食物的功能进行了区分。如

"食之不饥""食之不疗""食之已风"，分别反映食物的充饥、保健和治疗疾病的作用。

两汉时期《周礼》 儒家经典，主张"五味、五谷、五药养其病"。东汉末年儒家学者郑玄认为其"五药"是草、木、虫、石、谷，其中"谷"既是食物，又可作为药物。

东汉时期《神农本草经》 最早的中药学著作，载药365种，三品分类，其中上品120种，无毒，多为滋补强壮之品，如人参、甘草、地黄、大枣等，其中部分药材可药食两用，可久服。全书记载有59种食物，其中36种已纳入《既是食品又是药品的物品名单》。

南北朝梁代《本草经集注》 全书载药730种，首创按药物自然属性分类的方法，分玉石、草木、虫兽、果、菜、米食、有名未用7类，其中果、菜、米类中大多药材可药食两用，药食两用已达195种。

东晋时期《肘后备急方》 中医方剂著作，中国第一部临床急救手册，书中记载有关药食两用的物质58种。五谷、五畜、五果、五菜，用之充饥谓之食，以其疗病则谓之药，是以脾病宜食。

唐代《新修本草》 中国第一部由政府颁布的药典，世界上最早的药典。全书共载药844种（一说850种），全书分玉石、草木、兽禽、虫、鱼、果、菜、米谷、有名未用9类，其中鱼、果、菜、米谷类中多数药材可药食两用，而且新增药物中有山楂、鲜鱼、砂糖等药食同源物质。

唐代《备急千金要方》 综合性临床医著，被誉为中国最早的临床百科全书。全书收录了可药用的食物达155种，"天下物类皆是灵药，万物之中，无一物而非药者。斯乃大医也"。该书重视"食养"，强调"食养为先"的调治原则，提出食疗重于药治。

唐代《食疗本草》 以药用食物为主要内容的营养学和食物疗法著作，尤以动物脏器疗法与藻菌类食疗作用之记载引人注目。全书记载的药食两用品已达260种，书中首次将药食两用品从传统本草中分离出来进行论述，全面记载了食性、食宜、食忌和食方，首载荞麦、绿豆、菠菜、白苣、胡荽、鲈鱼、鳜鱼、石首鱼等。

宋代《经史证类备急本草》 全书共载药1748种，分玉石、草、木、人、兽、禽、虫鱼、果、米谷、菜等部，其中果、米谷、菜等部中多数药材可药食两用。

元代《饮膳正要》 此书为我国甚至是世界上最早的饮食卫生与营养学专著。该书记载丰富的药膳方和食疗方，收录各类食物230种，其中卷三中记载了米谷品、兽品、禽品、鱼品、果菜品和料物等药食两用物质。此外还记载了许多少数民族的习用食品，如回回豆子、必思答、巴旦杏等。

明代《救荒本草》 植物学专著，全书共记载野生可食植物 414 种，每种食物有救饥和治病 2 种用途，并配有精美的木刻插图。按部编目，草类 245 种、木类 80 种、米谷类 20 种、果类 23 种、菜类 46 种。

明代《本草纲目》 全书载药 1892 种，其中草部共记载了 151 个药食同源药用植物，木部共记载了 43 个药食同源药用植物，此外，果、谷、菜、禽、兽、介、虫分类下均载有食物药。此外还详细记载药食同源药用植物的食用方法，及适宜人群、用法用量、饮食宜忌以及炮制减毒等。

明代《食物本草》 中医食疗类著作的经典代表，记载药食两用植物、动物等为特色的本草专著。收录食物共计 1689 余种，分列为水、谷、菜、果、鳞、介、禽、兽、味、草等部类。记载了大量调理、补养、食饵方面的资料，以及可供食用、救荒、治病却疾的野菜、野草。

第二章
药膳

　　药膳是中国传统饮食文化与中医药文化发展过程中的自然产物，是用食物与药食两用中药材烹制而成的一种膳食，通过药膳的饮食调理达到养生、防治疾病等食疗作用。药膳是药借食力，食助药威，相辅相成，相得益彰，因此，药膳的选材、搭配及烹饪方式都基本遵循中医药学的理论规律，确保其食疗效果。

一、药膳的食疗特点

　　药膳食疗的思维来源于中医药文化，是中医药理论在日常饮食中的实践。药膳通过药物与食物的合理结合，达到调理人的生理功能，预防和治疗疾病的效果，体现了古代医学家的智慧与创新精神。

　　中医认为"上工治未病"，强调预防疾病的重要性。药膳通过合理的饮食调理，提高机体免疫力，增强身体素质，预防疾病的发生，更符合中医治未病的思想理念，在维护人体健康方面具有独特的优势。

　　在日常生活，利用药膳食疗措施增强体质，提高免疫力，预防疾病的发生。药膳通过合理搭配食物，调节体内阴阳平衡，调和气血，通过补益正气，祛除邪气，调理脏腑功能，通过饮食调理，达到心理健康，增强机体抗病能力，防止疾病的发生。

　　中医认为，人体是一个有机整体，强调治疗的整体观念。药膳食疗符合中医药学的整体观念，强调全面评估个体，制定个性化饮食调理方案，通过调整饮食，平衡阴阳，促进气血畅通，以实现防治疾病、保持身体健康的目标。

　　中医认为人与自然环境形成和谐统一的整体，强调"天人合一"。药膳食疗强调自然界的变化对人体的生理及病理具有重大影响，使用药膳食疗，应根据季节、气候等自然环境的变化，调整饮食方案，如春养肝，食温性，夏清热，食清淡，秋养肺，食滋润，冬养肾，食温热，以实现人与自然环境的和谐适应。

　　强调了人体内五脏器官之间紧密的联系及相互影响。五脏包括肝、心、脾、肺、肾，各具独特功能与生理特性，同时又相互制衡、相互依存，构建出动态平衡的人体系统。

此外，药膳食疗养生中，应根据五脏相关性等中医理论，有针对性地制定扶助正气、祛除邪气、固本培元饮食调理方案，以实现保健养生的目标。

二、药膳的选择

药膳选择应辨证施膳，遵循因人、因地、因时的三因制宜食疗原则。因人制宜是根据个体的体质、年龄、性别等因素，选择针对性的食疗方案；因地制宜是根据地域环境、饮食习惯等特点制定适合当地人群的食疗方案；因时制宜是根据季节气候等因素制定适合不同时段的食物调理方案。通过合理的饮食调理，可以调节情绪、稳定心态，如酸、甜食可以缓解焦虑和压力、提振精神；苦味食物可以清心降火，除烦去躁。春季宜食用温性食物以养肝，夏季宜食用清淡食物以清热解暑，秋季宜食用滋润食物以养肺，冬季宜食用温热食物以养肾。温性食物多用于调理阳虚证候，寒凉性食物多用于调理阴虚证候，酸味食物收敛固涩多用于调理虚汗、泄泻等阳虚证候，苦味食物清热燥湿多用于调理热证、湿证等阴虚证候。

辨体质施膳　每个人的体质都有所不同，不同的体质对食物的适应性也有所差异。因此，药膳食疗应根据个人的体质特点进行选择、配制。体质偏热者应选择寒凉性质的药食，如绿豆、百合等；体质偏寒者则应选择温热性质的药食，如生姜、红枣等。通过辨体质施膳，可以达到调整人体阴阳平衡、预防疾病的目的。

辨病情施膳　针对病情有目的地进行药膳辅助食疗，尤其是慢病调理、病后康复，应慎重选择，建议在专业人士的指导下进行选择。病后体虚宜滋阴补气药膳，跌打损伤宜选择活血化瘀之品。

辨时令施膳　四季气候变化对人体健康有着重要影响，因此，药膳食疗应根据季节时令的特点进行调整。春季宜食用养肝、疏肝的食物，如枸杞子、山楂等；夏季宜食用清热解暑的食物，如绿豆、西瓜等；秋季宜食用养肺、润肺的食物，如百合、梨等；冬季宜食用温阳散寒的食物，如生姜、红枣等。

辨地域施膳　地域环境的不同也会影响人们的饮食结构和健康状况，因此，药膳食疗应根据地域特点进行调整。南方地区气候湿热，宜食用清淡、易消化的食物，如米粥、蔬菜等；北方地区气候寒冷干燥，宜食用温热性的食物，如羊肉、姜茶等。

辨年龄施膳 不同年龄段的人群体质和需求存在差异，因此药膳食疗选择也有所不同，儿童处于生长发育阶段，应注重营养均衡，适当补充蛋白质、钙质等；老年人身体功能衰退，应选择易于消化、滋补养生的食物，如红枣、枸杞子等。

三、药膳食材

（一）食材丰富

中医认为五谷杂粮、蔬菜瓜果等各类食物都有其独特的营养价值和药用功效。药膳食材来源非常广泛，我国正式公布的药食同源中药材就有101种，民间药食两用中药材更多，通过合理搭配食物，可以提供各种营养成分，满足人体正常生理健康需求。

不同的食材颜色代表着不同的营养成分。药膳提倡食用五颜六色的食物。绿色食物一般富含叶绿素和维生素C，红色食物富含番茄红素和维生素A，黄色食物富含维生素E和$\beta-$胡萝卜素等。不同地区由于气候、土壤和生态环境不同，提供了丰富的食材品种，同种食材营养价值也稍有不同。

（二）绿色环保

药膳食疗作为一种传统的健康养生方式，体现绿色、天然的生活理念。药膳作为日常饮食方式的补充，使用的食材多为常见食材，随手可得或自采自购，食疗方案也较为简单易行，不需要特殊的医疗设备和专业技能，操作简便。多为天然食物，具有安全、不良反应小的优点。"药食同源"的中药材，经过千百年的验证，安全性、有效性都得到了一定的保障。

（三）口感美味

药膳一般注重口感美味，使人们在享受美食的同时获得健康。通过合理的烹饪技术和选用合适的食材，食物与药材的巧妙结合，药膳可呈现出丰富多彩的口味和风味，满足了人们的味蕾需求。如当归生姜羊肉汤，选用羊肉这一富含营养的食材，搭配当归、生姜等中药材，具有温中补虚、祛寒止痛的功效，羊肉的鲜美与当归、生姜的香味相互融合，使得这道药膳成为一道既美味又滋补的佳肴。

四、药膳食疗分类

根据辅助功效和作用，药膳食疗分类如下。

（一）补益强身类

主要针对体弱、病虚者，可根据不同的症状选用不同的药材和食材进行搭配，以达到个性化的补益效果。这类药膳多选用具有滋补作用的药材和食材，如人参、枸杞子、当归等，合理地搭配和烹饪，通过补气血、强脏腑功能来达到提高身体素质、增强免疫力的效果，常见的补益强身类药膳有人参炖鸡、当归羊肉汤。

1.归芪蒸鸡

组成：当归 20 克，黄芪 10 克，母鸡 1 只，葱、姜、盐、料酒各适量。

制法：母鸡处理干净，将当归、黄芪放入鸡腹中，加水、调料，上蒸笼蒸 2 小时，待鸡肉熟烂后即可食用。

作用：益气补虚、健脾养血。适用于病后体虚、贫血、营养不良等。

2.四君蒸鸭

组成：党参 15 克，白术 10 克，茯苓 10 克，炙甘草 5 克，鸭子 1 只，姜、葱、盐各适量。

制法：鸭子处理干净，药物放入鸭腹中，加姜、葱、盐等调料，上蒸笼蒸 2 小时至鸭肉熟烂即可食用。

作用：益气健脾。适用于脾胃气虚、食少乏力等。

3.枸杞羊肉粥

组成：枸杞子 30 克，羊肉 100 克，大米 100 克，葱、姜、盐各适量。

制法：将羊肉切碎，与枸杞子、大米一同煮粥，待熟时加入葱、姜、盐等调料，再煮沸即可食用。

作用：补肾益精、养肝明目。适用于肝肾阴虚、头晕目眩等。

4. 十全大补汤

组成：人参、黄芪、白术、茯苓、熟地、当归、白芍、川芎、肉桂、甘草等各适量。

制法：将上述药物研磨成粉，与适量的鸡肉一起炖煮，煮熟后即可食用。

作用：温补气血、健脾益肺。适用于身体虚弱、气血不足等。

（二）调理类

主要针对人体五脏六腑进行调理，以改善脏腑功能、平衡体内气血。这类药膳多选用具有归经特性的药材和食材，针对不同的脏腑问题进行调理，常见的有养心安神的柏子养心丸，养肝明目的枸杞猪肝汤，以及调理脾胃的扁豆粟米饭、白术健脾饼，调理心脏的丹参全蝎蜜、红花炖猪心等。

1. 茯苓包子

组成：茯苓粉末、面粉、猪瘦肉等各适量。

制法：将茯苓粉末、面粉混合，加适量水，制成面团，发酵后擀成包子皮；猪瘦肉制成肉馅，包成包子后蒸熟即可食用。

作用：健脾渗湿。适用于脾虚湿盛所致的食少纳呆、肢体无力等。

2. 山楂荷叶茶

组成：山楂 10 克，荷叶 15 克，茶叶适量。

制法：将山楂、荷叶、茶叶放入茶壶中，用沸水冲泡，焖泡 10 分钟后即可饮用。

作用：消食化积、清热解暑。适用于食积腹胀、高血压等。

3. 首乌炖肝

组成：制何首乌 15 克，猪肝 250 克，调料适量。

制法：将制何首乌放入锅中加水煎煮，去渣取汁；猪肝切片，用药汁炖煮至熟透即可食用。

作用：补肝肾、益精血。适用于肝肾不足所致的头晕目眩、须发早白等。

4. 归芍炖羊肉

组成：当归 10 克，白芍 15 克，羊肉 250 克，调料适量。

制法：将羊肉切块焯水，与当归、白芍一起放入砂锅中，加水炖煮至羊肉熟透，调味即可食用。

作用：温中补虚、养血柔肝。适用于血虚所致的月经不调、痛经等。

（三）保健养生类

主要针对日常养生保健，以促进机体发育、延年益寿为目的。这类药膳多选用具有养生保健作用的药材和食材，如茯苓、红枣、蜂蜜等。

1. 杜仲腰花

组成：杜仲 15 克，猪腰 1 只，葱、姜、盐各适量。

制法：猪腰处理干净，杜仲研磨成粉后放入猪腰内，加入葱、姜、盐等调料，上锅蒸熟后切片即可食用。

作用：补肾壮腰。适用于肾虚腰痛、遗精等。

2. 枸杞炖甲鱼

组成：枸杞子 20 克，甲鱼 1 只，调料适量。

制法：甲鱼处理干净，与枸杞子一起加水炖煮至熟透，加入调料即可食用。

作用：滋阴补肾。适用于肝肾阴虚所致的头晕目眩、腰膝酸软等。

3. 山楂红枣茶

组成：山楂 15 克，红枣 20 克，茶叶适量。

制法：将山楂、红枣放入锅中加水煮沸，加入茶叶焖泡 5 分钟后即可饮用。

作用：消食化积、养血补气。适用于消化不良、贫血等。

第三章
岭南地区药食两用中药材的应用概况

岭南地区，位于中国南部，我国南方五岭以南地区的概称，包括广东省、广西壮族自治区、海南省、香港和澳门的全部地区，以及湖南省、江西省等部分地区。地理位置优越，拥有丰富的中药材资源，被誉为我国南方的"天然药库"，药食两用中药应用深远广泛，在长期的历史发展中形成了独特的岭南地区用药传统和饮食文化。

一、岭南地区的地理气候

岭南地区的地形地貌复杂多样，主要由丘陵、山地、盆地和平原等组成。其中，丘陵和山地是该地区的主要地形，分布在广东省的东部和北部，以及广西壮族自治区和海南省的山区。岭南地区的河流密布，水系发达，主要为珠江、韩江、桂江等水系。这些河流的发源地主要集中在山区，流经丘陵和平原地区，形成了独特的岭南水乡景观。

岭南地区属东亚季风气候区，具有热带、亚热带季风海洋性气候特点，全年平均气温较高，潮湿多雨。岭南地区全年四季不分明，其中，广东省年均气温22.3℃，夏季炎热潮湿，而冬季则相对温暖。

岭南地区气候湿润，生态资源丰富。岭南地区植被为亚热带山地常绿阔叶林、常绿季雨林，热带常绿季雨林，主要以常绿阔叶林和常绿季雨林为主，森林覆盖率较高，为中药材的生长提供了得天独厚的条件。

岭南气候"湿邪"与"山岚瘴气"容易入侵人体，引发疾病。宋元时期，释继洪从汝州来到岭南地区，在他所著的《岭南卫生方》认为："岭南既号炎方，而又濒海，地卑而土薄。炎方土薄，故阳燠之气常泄；濒海地卑，故阴湿之气常盛。"岭南气候炎热，生活其中的居民，形体多黑瘦，体质多阳热偏盛。长期高温湿热的气候环境，容易影响人体的脾胃运化，造成脾虚湿盛、痰湿内蕴，出现食欲不振、腹胀、腹泻等消化系统问题。高温高湿环境易致人体多汗，营卫失调，易发生中暑，出现头晕、恶心、呕吐、乏力等症状。细菌病毒滋生，花粉传播等，致呼吸道疾病如支气管炎、哮喘等高发。

二、药食同源应用

（一）药膳汤羹文化

"一方水土养一方人"，岭南地区的人文特点，使得"药食同源"的思想和应用具有悠久的历史。岭南地区药食同源的理念对全国影响很大，人们有很强的保健意识，民间流传大量的药膳食谱，情景电视剧一句"最怕日日要煲靓汤"，讲的就是人们喜欢选用有药用价值的食物，在汤、粥、饮料、菜肴中加入一些口草药，并根据一年四季季节的变换选择不同的药膳食谱，如在东汉时的马援在交趾时，就懂得常食薏米、芡实，使身轻利水，以战胜瘴气。

药膳汤羹的制作方便，营养成分不流失，药效易于发挥，同时还有利于人体脾胃的消化吸收。岭南气候潮湿、闷热，湿热之气容易入侵人体，引发各种疾病。为了应对这一问题，岭南地区的人们研发出了药膳汤羹这一独特的食疗方法，认为常喝汤水不仅能补充身体丢失的水分，且能清热祛火。人们将传统药材与日常饮食相结合，创造出许多具有药用价值的食谱，用有针对性的汤羹来调理体质，这些食谱既美味可口，又具有保健养生功效，深受广大民众喜爱。在广东地区，人们常用中药材炖汤，以达到滋补养生的效果，常见的煲汤材料中的药食同源种类有党参、黄芪、五指毛桃、土茯苓、薏苡仁、桂圆肉、霸王花、山药、益母草、粉葛、黄花倒水莲、罗汉果等。其中代表性汤有人参乌鸡汤、乌龟土茯苓汤、天麻川芎鱼头汤、霸王花猪肉汤、益母草煮鸡蛋、鸡骨草脊骨汤、杏仁猪肺汤、橄榄炖猪肺等。"五指毛桃煲猪骨"具有清热祛湿、清肝润肺的功效，其中的五指毛桃有健脾、补肺、利湿的功效，红枣有安神、补脾胃、辅助降血脂的效果，姜是降逆止呕、化痰止咳、散寒解表的良方；"橄榄炖猪肺"生津润燥、滋阴润肺，特别适合秋冬饮用，其中橄榄具有清肺利咽、生津止渴、化痰止咳、解毒等功效，猪肺有辅助补肺止咳的功效，为补肺养生佳品。

（二）凉茶文化

凉茶，也被叫作药茶，是指将具有疗效的中草药煎水饮用，能起到"春祛湿、夏解暑、秋降火、冬防感"的功效。宋代《太平圣惠方》记载："岭南之地，卑湿之性，气温异于他处，夏日炎热蒸腾，冬日湿热无雪，风湿之气易伤人体。"

岭南地区人们体质多偏于阳亢、火热之性，因此盛行凉茶文化。我国的"药膳茶饮"按制作技术可分为药茶、药膳饮品和药膳鲜汁三大类，在岭南地区的街头都非常常见。常作为凉茶的中药有罗汉果、白茅根、鱼腥草、金银花、野菊、鸡骨草、一点红、北沙参、布渣叶、火炭母等，凉茶种类丰富，功效各异，如热气、上火饮"红萝卜茅根竹蔗水"，湿热饮"五花茶"，咳嗽饮"罗汉果茶"等。

（三）药酒文化

在我国，酒文化源远流长，酒不仅是一种饮品，更是一种药食同源的文化载体。岭南地区炎热潮湿，因此人的腠理疏松，易受湿邪侵袭而多风湿痹痛，酒具有温通经脉、舒经活络、祛湿抗寒等作用，以酒为溶剂，配制了许多外擦或内服的药酒。常见可内服的药酒药材原料有黄精、灵芝、金樱子、人参、枸杞子、当归、黄芪和一些蛇类等。在岭南地区，有许多代表性的药酒，如黑糯米酒、菖蒲酒、黄精糯米酒、灵芝酒、金樱子酒、三蛇酒（其中三蛇是指吹风蛇、金环蛇、过树榕蛇）、蛤蚧酒、枳椇子酒等。

三、岭南常见药食两用中药材举例

巴戟天　具有补肾壮阳、强筋健骨、祛风除湿等作用，常用于治疗肾虚阳痿、腰膝酸软、风湿痹痛等症。同时，巴戟天也可作为食材，如炖汤、泡酒等，具有一定的滋补作用。

砂仁　具有行气调中、和胃醒脾的功效，可用于治疗脘腹胀满、食欲不振、呕吐泄泻等症。砂仁也可作为调味品，如炖肉、煮粥等，能够增香去腥，提升食物口感。

益智仁　具有温脾止泻、暖肾缩尿的作用，常用于治疗肾虚遗尿、尿频、脾胃虚寒等症。同时，益智仁也可作为食材，如煮粥、煲汤等，有助于改善记忆力、提高免疫力。

佛手　具有疏肝理气、和胃止痛的作用，可用于治疗肝气郁结、胃脘疼痛等症。佛手也可作为食材，如泡茶、煮汤等，具有舒缓情绪、改善睡眠的效果。

陈皮　具有理气健脾、燥湿化痰的功效，可用于治疗脘腹胀满、食少吐泻、咳嗽痰多等症。陈皮也可作为食材，如泡茶、煮粥等，有助于消食化积、祛痰止咳。

芦荟　具有泻下通便、清肝泻火等作用，可用于治疗热结便秘、烦躁失眠等症。芦荟还可作为食材，如制作芦荟酸奶、芦荟果汁等，有助于排毒养颜、增强免疫力。

茅根　具有凉血止血、清热利尿的功效，可用于治疗热病烦渴、吐血咯血、小便不利等症。茅根也可作为食材，如泡茶、煮汤等，有助于清热解毒、利尿消肿。

桂圆　具有益气养血、安神定志的作用，可用于治疗心悸失眠、健忘等症。桂圆也可作为食材，如煲汤、煮粥等，有助于补益心脾、养血安神。

龙脷叶　具有润肺止咳、祛痰消炎、健胃消食等功效，常用于治疗咳嗽痰多、消化不良等症。龙脷叶可以煎汤喝，也可以加入炖品中，能够增强机体免疫力，促进消化吸收。

桑寄生　具有祛风湿、强筋骨、安胎元等功效，常用于治疗风湿痹痛、腰膝酸软、胎动不安等症。桑寄生可以泡水喝，也可以加入汤粥等食材中，能够缓解腰膝酸软等症状。

菊花　具有疏散风热、平抑肝阳、清肝明目的功效，常用于治疗风热感冒、头痛眩晕、目赤肿痛等症。菊花粥是常见的食疗方法，将菊花与粳米一起煮粥，早晚食用，可以清肝明目，缓解眼部疲劳。

五指毛桃　具有健脾补肺、行气利湿、舒筋活络的功效，常用于脾虚浮肿、食少无力、肺痨咳嗽、盗汗、带下、产后无乳等症的治疗。

四、粤菜简介

饮食可以保持体内正气充足，抵御外邪入侵，实现预防疾病、身体健康。自古以来，人们便认识到食物不仅满足口腹之欲，还能预防疾病、疗愈身体，因此，如何让人们吃得饱、吃得香、吃得好就成为从事厨艺工作者的目标。岭南传统烹饪注重食材的搭配，讲究色、香、味、形、器具的合理搭配，使美食与健康兼顾、和谐共存。我国传统医学认为，食物具有寒、凉、温、热等四性，以及酸、苦、甘、辛、咸等五味，在选材上以食物为药物，不同性质的食物相互搭配，调节人体阴阳平衡，增强体质，预防疾病。烹饪技法上，有炖、煮、蒸、炒、凉拌等，其中以清蒸、白切为常用，要求保持食物的原汁原味，形成具有鲜明特色的粤菜。

粤菜由广州菜、潮州菜、东江菜组成，此外还有海南地区风味。粤菜长期受海外文化的影响和滋润，注重传承，又勇于创新，是我国饮食体系中最富于改革和创新的菜系。广州菜包括珠江三角洲和肇庆、韶关、湛江等地名食在内地域最广，用料广泛，先料精细，技艺精良，善于变化，品种多样。广东菜的主要特点：在烹调上以炒、烩、煎、烤、焗著称，讲究鲜、嫩、爽、滑；在口味上以生、脆、鲜、淡为主。有五滋（香、松、臭、肥、浓），六味（酸、甜、苦、咸、辣、鲜）之说。其主要名菜有脆皮烤乳猪、龙虎斗、太爷鸡、东江盐焗鸡、潮州卤鹅等。

选料广博奇异　品种花样繁多，天上飞的，地上爬的，水中游的，几乎都能上席。追求海鲜、野味，一些其他菜系所不用的食材如蛇、龙虱、禾虫等，均为粤菜之美味，亦在烹制之列，而且一经厨师之手，顿时就变成异品奇珍、美味佳肴。

讲究刀工　刀工的精细程度被看作是烹饪师的重要技能之一，粤菜采用多样化的刀法，有斩、劈、切、片、敲、刮、拍、剁、批、削、撬、雕等12种，以生猛海鲜类的活杀活宰见长。

清淡重滑　力求清中求鲜、淡中求美，并随季节时令的变化而稍加调整。讲究爽滑，许多菜肴强调火候宁欠勿过，以免使食料变老烧焦，不喜用芡汁。

注重原汁原味　追求食材的原始味道，在烹饪过程中，保留原材料的天然色、香，使烹制出来的菜肴呈现出自然、清新、鲜美的口感。

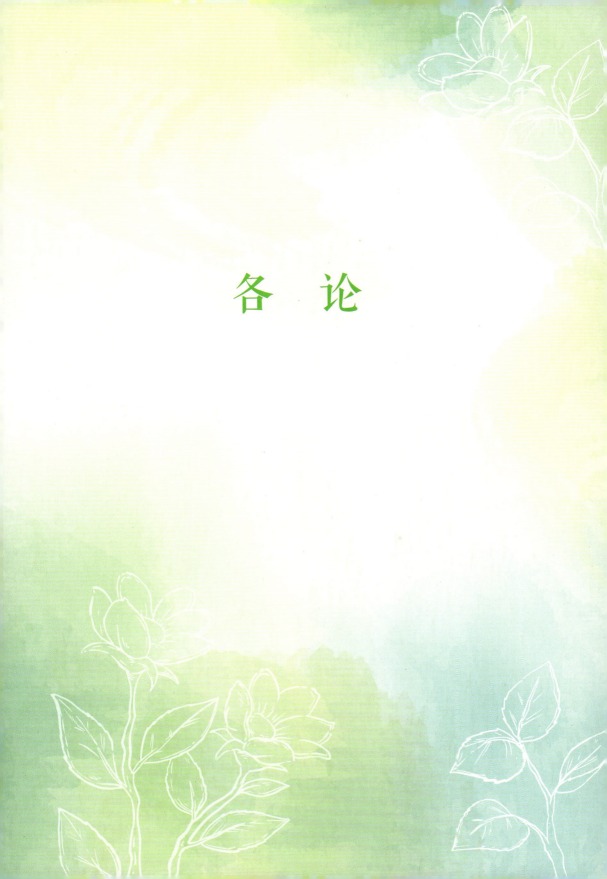

各　论

第一部分
根与根茎类

① 五指毛桃

　　五指毛桃俗称"五指牛奶、土黄芪、南芪"，因果实成熟时如毛桃得名。来源于桑科植物粗叶榕（*Ficus hirta* Vahl）的根；全年可采收。栽培或野生品种，主要栽培于广东、广西等省区，野生分布于广西、广东、湖南、福建、云南、贵州等省区，常见于山林或山谷灌木丛。

植物特征

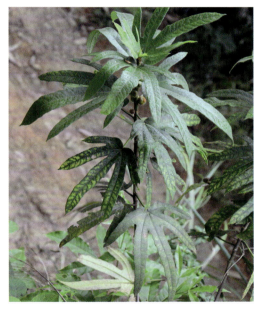

叶深 5 裂

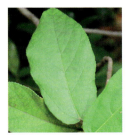

叶全缘

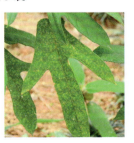

叶深 3 裂

1　灌木。嫩枝中空，小枝、叶和榕果均被金黄色长硬毛，折断后有乳汁。

2　叶互生，纸质，多型，有时全缘或 3~5 深裂。

3　榕果成对腋生，球形，成熟时红色；雌花、雄花、瘿花同生于榕果内。

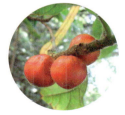

4　瘦果椭圆球形，表面光滑。

果实

1 圆柱形，有分枝，表面灰黄色或灰棕色，有红棕色斑纹，可见皮孔。

2 栓皮易脱落，脱落后露出黄色皮部。

3 质坚硬，难折断，断面呈纤维性。

4 饮片皮薄而韧，易剥离；木部发达，黄白色，具众多同心环，可见放射状纹理。

5 气微香特异，味甘。

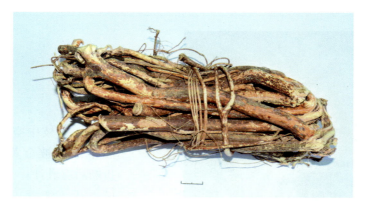

扎把

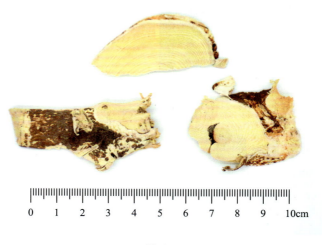

块片

以皮韧、气香者为佳。

🌿 药用

功能与主治：益气健脾，祛湿化痰，舒筋活络。用于肺虚痰喘，脾胃气虚，肢倦无力，食少腹胀，水肿，带下，风湿痹痛，腰腿痛。

中成药原料：五指毛桃为抗痨丸、息喘丸、复方川贝止咳糖浆、滋肾宁神丸、宫炎平分散片、妇炎净片、益智康脑丸等多种中成药的原料之一。

🍲 食用

1 五指毛桃鸡汤
五指毛桃 50 克，鸡半只，生姜 5 片，红枣 6 个。先用姜片煮水焯一遍鸡肉，再与五指毛桃、红枣放入砂锅内，加入适量水煮沸再转小火慢炖 1 小时，加适量味料调味。适用于容易感冒、疲劳、汗多及病后体虚之人，男女老幼皆宜。

2 五指毛桃党参汤
排骨 300~500 克，五指毛桃 30 克，党参 30 克。将排骨、党参、五指毛桃放入锅中，加清水慢火煮至肉烂熟，再加生姜 2 片，加适量味料调味。可补脾益气，适合脾胃虚弱者。

② 粉葛

粉葛俗称"葛根、葛藤、甘葛"。来源于豆科植物甘葛藤 [*Pueraria montana* var. *thomsonii*（Bentham）M. R. Almeida] 的根。秋、冬二季采挖，花蕾亦入药，称为"葛花"。我国大部分地区均有分布，野生栽培均有，主要栽培于广东、广西等省区。

植物特征

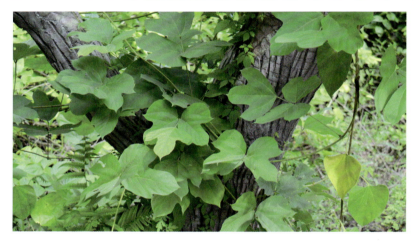

羽状复叶具 3 小叶

1　粗壮藤本，全体被黄色长硬毛，茎基部木质，有粗厚块状根。

2　羽状复叶具 3 小叶；托叶卵状长圆形；小托叶线状披针形；小叶三裂。

3　总状花序；花冠紫色，旗瓣倒卵形，基部有硬痂状附属体；翼瓣镰状。

4　荚果长椭圆形，扁平，被褐色长硬毛。

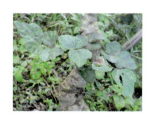

粗厚块状根

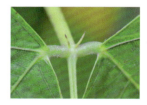

小托叶线状披针形，被柔毛

1　圆柱形、类纺锤形或半圆柱形；有的为纵切或斜切厚片。

2　表面黄白色或淡棕色，未去外皮的呈灰棕色。

3　体重，质硬，富粉性，横切面可见由纤维形成的浅棕色同心性环纹，纵切面可见由纤维形成的数条纵纹。

4　气微，味微甜。

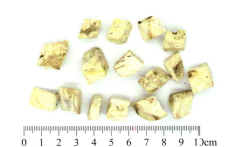

粉葛，方形，纤维性强

药材品质

以块大、质坚实、色白、粉性足、纤维少者为佳。

用途

药用

功能与主治： 解肌退热，生津止渴，透疹，升阳止泻，通经活络，解酒毒。用于外感发热头痛，项背强痛，口渴，消渴，麻疹不透，热痢，泄泻，眩晕头痛，中风偏瘫，胸痹心痛，酒毒伤中。

中成药原料： 粉葛为丹灯通脑（软）胶囊、玉液消渴冲剂、十味玉泉片、含化上清片、当归拈痛丸、参芪消渴胶囊、十味消渴胶囊、心脉通胶囊、气血康胶囊等多种中成药的原料之一。

食用

1　**粉葛粥**

粉葛15克，粳米50克，姜片、蜂蜜少许。将粉葛、粳米放入砂锅内，加适量水煮至粥稠，最后倒入蜂蜜调匀即可。有清热生津，除烦止渴的作用。

2　**粉葛汁**

粉葛300克。将粉葛切片，置砂锅中，加水煎煮1小时，滤渣取汁，即可饮用。适用于酒毒内盛，烦渴头痛，呕吐，烦扰不宁者。

粉葛瘦肉汤

粉葛 250 克，黑木耳 12 克，猪瘦肉 150 克，食盐适量。粉葛切块，与黑木耳和瘦肉放入锅中，加水煲至熟烂，加味料调味即可。有和血、清热滋阴的作用。

附

野葛 葛根被列入 2002 年原卫生部公布的《既是食品又是药品的物品名单》时，《中国药典》中葛根来源为野葛和甘葛藤，分别为"葛根"和"粉葛"。因此，野葛和粉葛均应为药食同源之品。

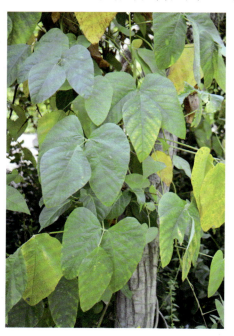

目前野葛多为药用，来源于豆科植物野葛 [*Pueraria lobata* (Willd.) Ohwi] 的根。可解肌退热，生津止渴，透疹，升阳止泻，通经活络，解酒毒。用于外感发热头痛，项背强痛，口渴，消渴，麻疹不透，热痢，泄泻，眩晕头痛，中风偏瘫，胸痹心痛，酒毒伤中等。

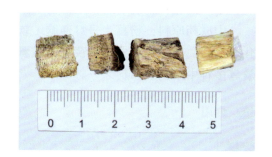

野葛全株   野葛（葛根）

葛花 解酒醒脾，解肌退热，生津止渴，止泻止痢。用于伤酒发热烦渴，不思饮食，呕吐，吐酸，吐血，肠风下血。

③ 甘草

　　甘草俗称"国老、甜草、甜根子"，来源于豆科植物甘草（*Glycyrrhiza uralensis* Fisch.）、胀果甘草（*Glycyrrhiza inflata* Bat.）或光果甘草（*Glycyrrhiza glabra* L.）的根或根茎；春、秋二季采挖，除去须根，晒干。甘草在中医处方中使用频率极高，素有"十方九草""无草不成方"的说法；也是常用的卤料原料及制作果脯的配料。主产于甘肃、内蒙古、新疆等省区。

植物特征

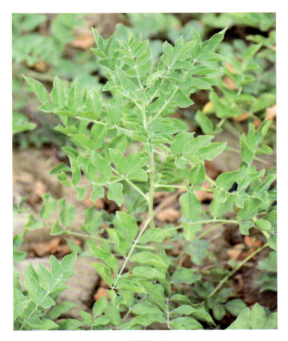

甘草全株

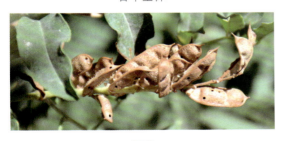

果荚

◆ 甘草 ◆

1. 多年生草本；根与根状茎粗壮，外皮褐色，里面淡黄色，具甜味。茎密被鳞片状腺点、刺毛状腺体及绒毛。

2. 单数羽状复叶，托叶、叶柄、小叶均密被黄褐色腺点及短柔毛。

3. 总状花序腋生，总花梗短于叶，密生褐色的鳞片状腺点和短柔毛。

4. 荚果弯曲呈镰刀状或呈环状，密集成球，密生瘤状突起和刺毛状腺体。

1 圆柱形，外皮松紧不一。
2 表面红棕色或灰棕色，具显著纵皱纹、沟纹、皮孔及稀疏的细根痕。
3 质坚实，断面略显纤维性，黄白色，粉性，形成层环明显，射线放射状。
4 气微，味甜而特殊。

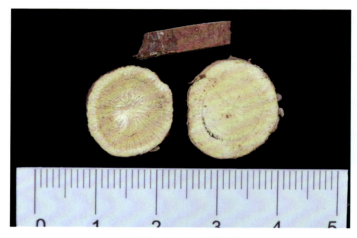

甘草药材表皮、横切面

药材品质

以粉性足、黄白色、味甜、纤维少为佳。

用途

🌿 药用

功能与主治：补脾益气，清热解毒，祛痰止咳，缓急止痛，调和诸药。用于脾胃虚弱，倦怠乏力，心悸气短，咳嗽痰多，脘腹、四肢挛急疼痛，痈肿疮毒，缓解药物毒性、烈性。

中成药原料：甘草为炙甘草合剂、甘草甜素片、复方甘草片、甘草酸二铵胶囊、异甘草酸镁、复方甘草酸苷片等多种中成药的原料之一。

🍲 **食用**

1 甘草绿豆汤

甘草 10 克，绿豆 30 克。将甘草、绿豆放入锅中，加适量水大火煮沸，转小火煮至绿豆开花，加入白糖调味即可。食用时去掉甘草。有清热消毒、利水消肿的作用，适用于暑热烦渴、丹毒、热痢、小便不利等症。

2 甘草蒸鸡

甘草 20 克，鸡 1 只，香菇 50 克。将甘草、鸡块、香菇放入锅中隔水蒸熟即可。有补中益气、健脾和胃的作用，适用于气虚引起的全身乏力、神疲倦怠、气短、咳喘、痰多干咳、心悸等症。

3 甘草大枣米糊

甘草、大枣各 30 克，米粉 60 克，蜂蜜适量。将大枣捣烂后和甘草放入锅中，加适量水煎煮，去渣取汁，和米粉、蜂蜜搅拌均匀，小火煮至浓稠。适用于大便燥结、面部生疮等症。

④ 黄芪

　　黄芪俗称"北芪、黄耆、绵黄芪"。来源于豆科植物蒙古黄芪 [*Astragalus membranaceus* (Fisch.) Bge. var. *mongholicus* (Bge.) Hsiao] 或膜荚黄芪 [*Astragalus membranaceus* (Fisch.) Bge.] 的根。春、秋二季采挖，除去须根和根头，晒干。为岭南常用的药膳材料。生于向阳草地及山坡，主产于内蒙古、甘肃、山西等省区。

植物特征

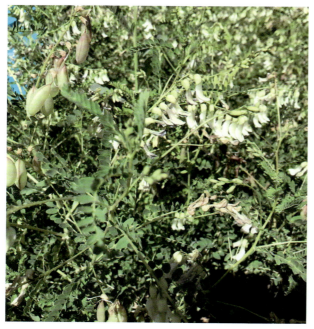

蒙古黄芪全株

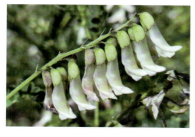

花　　　　　果荚

◆ 蒙古黄芪 ◆

1. 根鞭杆状、少分支；茎表面淡棕黄色或淡棕色。
2. 单数羽状复叶，互生，下面被毛，托叶披针形。
3. 总状花序腋生，花冠蝶形，黄色，花萼钟状，密被短柔毛。
4. 荚果膜质，膨胀，光滑无毛。种子肾形，黑褐色或棕褐色，种皮褶皱状，细纹少。

1 呈圆柱形，表面淡棕黄色或淡棕褐色。

2 质硬而韧，不易折断，断面纤维性强，并显粉性，皮部黄白色，木部淡黄色，老根中心偶呈枯朽状，黑褐色或呈空洞。

3 气微，味微甜，嚼之微有豆腥味。

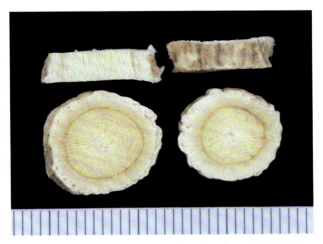

黄芪药材横切，形成层环，皮部黄白色，木部淡黄色，有放射状纹理和裂隙

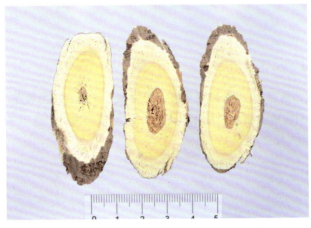

黄芪药材斜切，老根中心偶呈枯朽状，黑褐色或呈空洞

药材品质

以切面微黄、粉性足、气微豆腥味、味微甜为佳。

药用

功能与主治：补气升阳，固表止汗，利水消肿，生津养血，行滞通痹，托毒排脓，敛疮生肌。用于气虚乏力，食少便溏，中气下陷，久泻脱肛，便血崩漏，表虚自汗，气虚水肿，内热消渴，血虚萎黄，半身不遂，痹痛麻木，痈疽难溃，久溃不敛。

中成药原料：黄芪为黄芪颗粒、黄芪健胃膏、黄芪生脉颗粒、黄芪建中丸、复方黄芪益气口服液、参丹散结胶囊、复方黄芪健脾口服液、西洋参黄芪胶囊、阿胶黄芪口服液等多种中成药的原料之一。

食用

1　黄芪泡茶

黄芪 5~10 克。用开水泡 10~20 分钟，代茶饮用，可反复冲泡。可缓解脾气虚、肺气虚。

2　黄芪大枣粥

黄芪 15 克，党参 10 克，大枣 30 克，粳米 100 克。先把黄芪、党参加水煎煮，去渣取汁，再加入大枣和粳米一同煮至粥稠。适用于脾虚气弱，体倦乏力，自汗，饮食减少，或易感冒的人群食用。

3　芪苓鲤鱼汤

黄芪 50 克，茯苓 30 克，鲤鱼 1 条，生姜数片。用纱布把黄芪、茯苓包起来，和姜片、鲤鱼一起放入锅中，加水煮熟，最后加味料调味。适用于脾气虚弱，水肿，小便不利的人群食用。

⑤ 牛大力

　　牛大力俗称"山莲藕、大力薯、倒吊金钟"，来源于豆科植物南海藤［*Nanhaia speciosa*（Champ. ex Benth.）J. Compton & Schrire］的根；全年均可采挖，洗净，除去芦头及须根，晒干。为岭南地区常用的煲汤料之一。栽培品种，主要栽培于广东、广西等省区。

植物特征

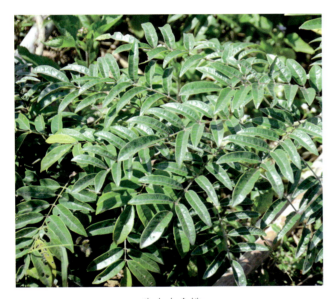

牛大力全株

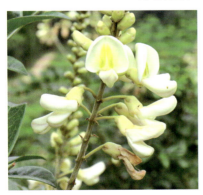

花

果

1　攀援灌木；根系横生且长，中部或尾端膨大，块根肥厚，土黄色；嫩枝密被白色茛毛。

2　单数羽状复叶，小叶圆状披针形，上面无毛，下面密被毛。

3　圆锥花序腋生，聚集枝梢呈大型圆锥花序状。

4　荚果长，硬革质，密被茸毛；种子卵圆形，压扁，深褐色或红褐色。

1 圆柱形或似多个纺锤形连接在一起，一般切成不规则斜片或块。
2 表面黄白色或黄褐色，粗糙，有环状横纹。
3 质硬，难折断，断面皮部灰白色，放射状纹理明显，纤维性，中间灰白色，富粉性。
4 气微，味微甜。

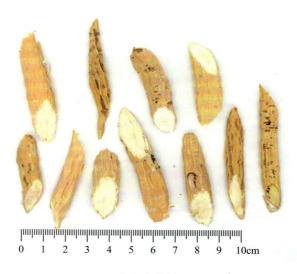

牛大力药材

药材品质

以根粗、纺锤形、切面白色、粉性足者为佳。

用途

🌿 药用

功能与主治： 补虚润肺，强筋活络。用于病后虚弱，咳嗽，腰肌劳损，风湿痹痛，遗精，白带。

中成药原料： 牛大力为益智康脑丸、壮腰健肾丸（片/口服液）、活络止痛丸、滋肾宁神丸、痛肿灵、强力健身胶囊、抗风湿液、金鸡虎补丸等多种中成药的原料之一。

🍲 **食用**

　　岭南地区炎热而汗出较多，户外湿热之气旺盛，易形成肺、脾、肾虚，湿热困阻肌肉经络；而牛大力恰有补虚润肺、强筋活络之功，且性平，补而不燥，满足人们"厌于药，喜于吃"的天性，为岭南地区常见的食疗药膳。

---

1 牛大力羊肉煲

　　羊肉 350 克，当归 10 克，枸杞子 30 克，牛大力 20 克，沙参 20 克，生姜 3~5 片，食盐适量，加清水 2500 毫升，大火煮沸后改为小火煲 1.5 小时，加入适量味料调味即可。该汤可益气活血，强筋壮骨。

---

2 金牛拔千斤（牛大力千斤拔牛腱汤）

　　牛大力（鲜品）90 克，千斤拔（干品）30 克洗净置煲汤纱布袋中，红枣 3 枚，加水约 6 碗，中火煮沸，加入 300 克牛腱，调为慢火，煲 1.5 小时左右，拿起装药材的煲汤纱布袋，倒掉药渣。把牛腱捞起切片，调味，即可饮汤吃肉。此汤有补虚强壮之功，老少皆宜。

---

3 牛大力黑豆猪尾汤

　　猪尾 1 条（约 400 克），牛大力 100 克，黑豆 100 克（冷水浸泡 1 小时），姜片 4 片，料酒少许，加水约 2000 毫升，大火烧开后去除面上浮沫，改小火再煲 2 小时，加味料调味即可。该汤具有健脾和胃，补肺润气，舒筋活络，补肾壮阳的作用。适合肾虚，气血不旺，风湿骨痛及肺气虚的人群，而高血压、痛风人群及孕妇和少儿慎用。

---

4 双黄大力龙骨汤

　　熟地黄、黄精、牛大力各 30 克，红枣 6 枚，生姜 3 片，猪脊骨 750 克，鸡爪 6 只，清水 3000 毫升，白酒少许，用大火煮沸后改用小火熬 2 小时，加味料调味即可。该汤有较好的健脾益肺、补气养血、益肾滋阴、益精填髓、强筋壮骨、养心安神等作用，适于一般人群秋末冬初食用。

6 人参

　　人参俗称"园参、山参、神草"，来源于五加科植物人参（*Panax ginseng* C. A. Mey.）的根和根茎。栽培品称为"园参"；播种于山林野生状态下自然生长的称为"林下山参"，习称"籽海"。园参经晒干或烘干，称"生晒参"；蒸熟后晒干或烘干，称"红参"。被称为"百草之王""补虚圣药"。多于秋季采挖，洗净经晒干或烘干。主产于辽宁东部、吉林东北部和黑龙江东部。

植物特征

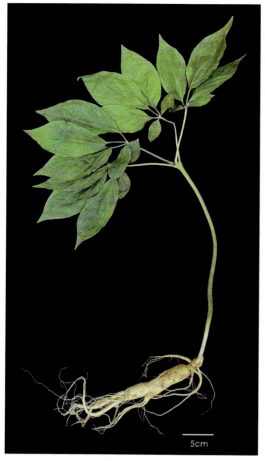

5 年人参（4 品叶）

◆ 人参 ◆

1　多年生草本；根状茎（芦头）短，直立或斜上。主根肥大，纺锤形或圆柱形。地上茎单生，有纵纹，基部有宿存鳞片。

2　掌状复叶，3~6 枚轮生茎顶，幼株的叶数较少。

3　伞形花序单个顶生；总花梗通常较叶长，有纵纹；花梗丝状；花淡黄绿色。

4　果实扁球形，鲜红色；种子肾形，乳白色。

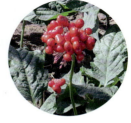

果实

1 主根呈纺锤形或圆柱形。
2 表面灰黄色，上部或全体有疏浅断续的粗横纹及明显的纵皱，下部有支根 2~3 条，并着生多数细长的须根，须根上常有不明显的细小疣状突出。
3 根茎（芦头）多拘挛而弯曲，具不定根（艼）和稀疏的凹窝状茎痕（芦碗）。
4 质较硬，断面淡黄白色，显粉性，形成层环纹棕黄色，皮部有黄棕色的点状树脂道及放射状裂隙。
5 香气特异，味微苦、甘。

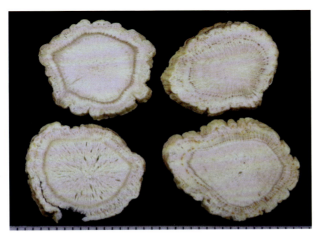

人参药材横切面，显示棕黄色形成层环纹，点状树脂道及放射状裂隙

药材品质

以支大、质硬、完整者为佳。并以野山参为名贵。

用途

🌿 药用

功能与主治： 大补元气，复脉固脱，补脾益肺，生津养血，安神益智。用于体虚欲脱，肢冷脉微，脾虚食少，肺虚喘咳，津伤口渴，内热消渴，气血亏虚，久病虚羸，惊悸失眠，阳痿宫冷。

中成药原料： 人参为阿胶参芪酒、安神健脑液、人参健脾丸、人参养荣丸、十一味参芪片等多种中成药的原料之一。

🍲 **食用**

人参为药食同源的滋补佳品，岭南地区常见的食疗药膳的常用原料。

1 人参灵芝乌鸡汤

人参切片 10 克，灵芝 30 克，乌鸡 1 只，调味品适量，装入鸡腹内用砂锅炖至鸡肉烂熟即可。食鸡肉饮汤，每周 1 次。具有补气健脾的效果。

2 生脉饮

人参 10 克，麦冬 15 克，五味子 10 克，放入砂锅中，加水适量，小火煎煮约 1 小时后取汁，不拘时温服。具有大补元气、益气生津、敛阴止汗的效果。

3 白玉人参猪肚汤

人参 15 克，大枣 5 枚，枸杞子 6 克，生姜 15 克，猪肚 1 个，香芹、葱、食盐、料酒适量，煮熟即可食用。适用于神疲乏力、形体虚弱、畏寒怕冷等症。

4 人参阿胶汤

鲜人参 1~2 根（或生晒人参 10 克），阿胶 15 克，陈皮 5 克，洗净置炖盅内，加水 500 毫升，可加鸡肉或猪瘦肉，盖好。把炖盅放炖锅里，隔水慢火炖 2~3 小时。具有气血双补、益气养颜的效果。

附

服用人参时忌与萝卜同用，因萝卜破积滞助消化，会降低补气功用。

红参 大补元气，复脉固脱，益气摄血。用于体虚欲脱，肢冷脉微，气不摄血，崩漏下血。

7 西洋参

西洋参俗称"西洋人参、洋参、花旗参"，来源于五加科植物西洋参（*Panax quinquefolium* L.）的根；秋季采挖，洗净，晒干或低温干燥。具有补而不燥的特点，是秋冬进补的佳品。原产于北美洲的加拿大南部和美国北部，我国栽培于吉林、辽宁、黑龙江、山东等省区。

植物特征

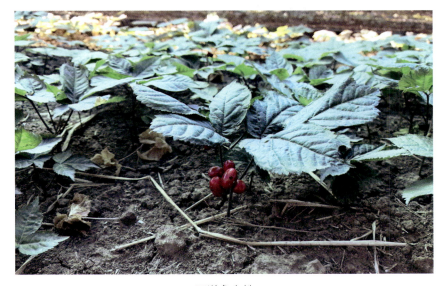

西洋参全株

1 多年生草本。根肉质，纺锤形。茎直立，具纵条纹。

2 掌状复叶，轮生于茎顶，叶柄压扁状。小叶通常 5 枚，小叶片倒卵形至宽椭圆形，先端急尾尖，基部楔形，边缘具粗锯齿。

3 伞形花序单一，顶生，花梗细短，基部有卵形小苞片；花萼钟状；花瓣绿白色，长圆形；花盘肉质，环状。

4 核果状浆果，扁球形，成熟时鲜红色至暗红色，有光泽。

果实

1 纺锤形、圆柱形或圆锥形。表面黄白色或黄褐色，全体或根头部有横向环纹，可见横向突起线状栓化瘢痕，并有细密浅纵皱纹。

2 体重，质坚实，不易折断，断面平坦，皮部较大，约占断面半径 1/3 以上，可见红棕色点状树脂道，形成层环纹棕黄色，木部色较深，略呈放射状纹理。

3 气微而特异，味甘、微苦。

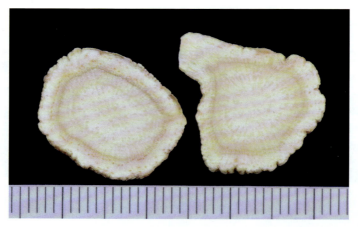

西洋参药材横切面，显示黄棕色点状树脂道，棕黄色形成层环纹

药材品质

以条匀、质硬、表面横纹细密而深、气清香、味浓者为佳。

用途

 药用

功能与主治：补气养阴，清热生津。用于气虚阴亏，虚热烦倦，咳喘痰血，内热消渴，口燥咽干。

中成药原料：西洋参为补心通脉颗粒、虫草洋参胶囊、参景养阴胶囊、参芎胶囊、定坤丸、复方洋参王浆胶囊等多种中成药的原料之一。

🍲 食用

西洋参作为日常保健及药膳的常用原料，可养阴补气，且补而不燥，适用群体广，尤以秋冬进补、熬夜阴虚调理为宜。

1 西洋参茶

西洋参片 3~5 克或粉末 3 克置保温杯中，开水冲泡后焖 15 分钟即可。饮参茶，嚼参渣。当天喝完。适合熬夜、出汗多、消耗大、睡眠少等人群。

2 无花果西洋参排骨汤

无花果 8 颗，西洋参 10 克，红枣 2 颗，排骨 500 克，姜 2 片，清水 4 碗，在炖锅内隔水炖约 1 小时，食用前加适量味料调味即可。该汤能够益阴润肺、安神健脾，适合阴虚火旺、失眠心悸、食欲不振者食用。

3 西洋参芡实山药排骨汤

西洋参 10 克，芡实 30 克，山药 30 克，新会陈皮 3 瓣，排骨 300 克，生姜 3 片，放入锅中，加适量清水。大火煮沸后转小火炖 1.5 小时，出锅前加适量味料调味。该汤具有补气提神、滋养生津、消除疲劳的功效。

4 西洋参石斛炖瘦肉

西洋参 10 克，石斛 10 克，猪瘦肉 100 克，加水 400 毫升，加盖隔水炖 1.5 小时，炖好后加味料调味即可。该汤具有清热养胃、养阴生津的功效，适合阴虚火旺、口干舌燥、经常加班熬夜的年轻一族。

8 当归

　　当归俗称"干归、秦归、马尾归"，来源于伞形科植物当归〔*Angelica sinensis*（Oliv.）Diels〕的根；秋末采挖，除去须根和泥沙，待水分稍蒸发后，捆成小把，上棚，用烟火慢慢熏干。当归根整体称为"全归"，根头称为"当归头（归头）"，主根称为"当归身（归身）"，支根称为"当归尾（归尾）"，不同部位单独入药功效有所差异。当归补中有动，行中有补，有"血中圣药""养血第一药"之誉。主产于甘肃定西、陇南、甘南等地区，其次为云南，四川、陕西等省区，均为栽培。

植物特征

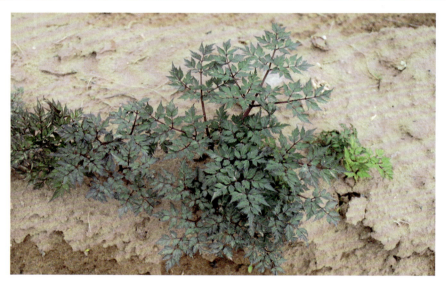

当归全株

1　多年生草本。根有浓郁香气。茎绿白色或带紫色，有纵深沟纹，光滑。

2　叶三出式二至三回羽状分裂，叶柄基部膨大成管状的薄膜质鞘，茎上部叶简化成囊状的鞘和羽状分裂的叶片。

3　复伞形花序，花白色。

4　果实椭圆至卵形，背棱线形，隆起，侧棱成宽而薄的翅，翅边缘淡紫色。

1 略呈圆柱形，下部具支根。表面浅棕色至棕褐色，具横长皮孔样突起。
2 根头（归头）具环纹，上端圆钝。
3 断面黄白色或淡黄棕色，皮部厚，有裂隙和多数棕色点状分泌腔，木部色较淡，形成层环黄棕色。
4 浓郁的香气，味甘、辛、微苦。

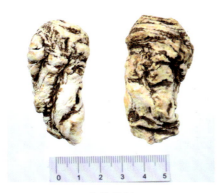
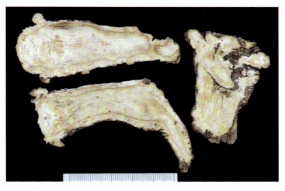

完整药材　　　　　　　　　　　　　　　　饮片

药材品质

以主根粗壮、归腿粗而少，质结实、断面粉白，味辛、微苦而甜者为佳。柴性大、干枯无油或断面呈绿褐色者不可供药用。

用途

药用

功能与主治：补血活血，调经止痛，润肠通便。用于血虚萎黄，眩晕心悸，月经不调，经闭痛经，虚寒腹痛，风湿痹痛，跌仆损伤，痈疽疮疡，肠燥便秘。

中成药原料：当归为当归流浸膏、当归龙荟丸、当归补血口服液、当归养血丸、养血当归胶囊、阿胶参芪酒、安康胶囊、安坤胶囊、艾附暖宫丸等多种中成药的原料之一。

食用

当归味道特异，具有增加回味的作用，常用于调制香料或直接作为调味品。

1 当归蒸肉饼

当归 20 克，洗净剁碎，加入猪肉末 200 克，食用油、食盐、鸡粉等适量，放入蒸锅内，蒸熟即可。具有补血活血、调经止痛、润肠通便的作用。适于有贫血、痛经等女性食用。

2 当归猪腰汤

猪腰去外膜和筋，洗干净，与 30 克当归一同放入汤锅中，加适量水，煮沸后改小火煮 40 分钟，捞出猪腰，切片，淋上熟酱油，汤用味料调味即可。该汤能滋补肾气。

3 当归补血汤

当归 6 克、黄芪 30 克洗净，生姜 2 片，红枣 2 枚，放汤锅，加水 3 碗，浸泡约半小时，中火煮沸，可以加猪瘦肉 250 克（切块），调为慢火，煲半小时左右，即可以饮用。该汤有补气生血，固表退热之妙。适用于血虚气弱，阳气浮越之血虚发热、血虚头痛等症。

4 当归生姜羊肉汤

羊肉 500 克洗净切块，加生姜 50 克爆炒，当归 30 克用纱布包裹，再与爆炒好的羊肉一起煮汤，小火煮大约 1 小时后调味即可。该汤有活血补血、益气养阳的功效，适宜气血亏虚、大病久病及产后的女性食用，对改善痛经、月经不调有显著效果。

附

当归头 养血止血。用于血虚所致的各种出血，如便血、衄血等，月经量少，经后腹痛等症。

当归身 补血养血，润肠通便。用于血虚所致的心慌心悸，月经不调，经闭痛经，肠燥便秘等症。

当归尾 活血化瘀，调经止痛。用于血瘀所致的胸闷心悸，月经不调，经闭痛经，癥瘕积聚，风湿痹痛，跌打损伤等症。

9 白芷

白芷俗称"香白芷、香大活、走马芹"。来源于伞形科植物白芷［*Angelica dahurica* （Fisch.ex Hoffm.）Benth. et Hook. f.］或杭白芷［*Angelica dahurica* 'Hangbaizhi' Yuan et Shan］的根；夏、秋间叶黄时采挖，除去须根和泥沙，晒干或低温干燥。白芷广泛应用于药品、保健食品、护肤品、香辛料等。为栽培品种，白芷主要栽培于河南、安徽、河北等省区，分别习称"禹白芷""亳白芷""祁白芷"；杭白芷主要栽培于四川、浙江等省区，产四川者又称为"川白芷"。

植物特征

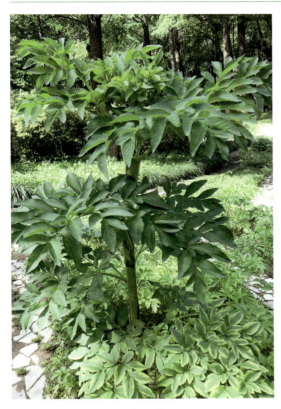

白芷全株

◆ **白芷** ◆

1 多年生高大草本。根圆柱形，外表皮黄褐色，有浓烈气味。

2 茎中空，带紫色。

3 基生叶一回羽裂，有长柄，叶鞘管状；上部叶二至三回羽裂，叶鞘囊状，紫色。

4 复伞形花序径10~30厘米，花序梗、伞辐、花梗均有糙毛，花白色。

5 果长圆形，黄棕色，背棱钝状突起，侧棱翅状。

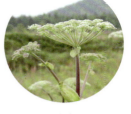

花序

1 呈长圆锥形；根头部钝四棱形或近圆形。
2 具纵皱纹、支根痕及皮孔样的横向突起；顶端有凹陷的茎痕。
3 质坚实，断面白色，粉性，形成层环棕色，近方形，皮部散有棕色油点。
4 气芳香，味辛、微苦。

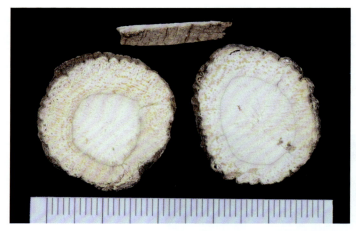

白芷药材横切面，棕色形成层环，皮部棕色油点

药材品质

以独支、条粗壮、质硬、体重、粉性足、香气浓者为佳。

用途

🌿 药用

功能与主治：解表散寒，祛风止痛，宣通鼻窍，燥湿止带，消肿排脓。用于感冒头痛，眉棱骨痛，鼻塞流涕，鼻鼽，鼻渊，牙痛，带下，疮疡肿痛。

中成药原料：白芷为九味羌活丸、都梁丸、元胡止痛片、复方白芷酊等多种中成药的原料之一。

🍲 食用

白芷香气特异，可调味、增香、去腥，使食物口感更加醇厚，广泛运用于香辛调味料。

1　白芷玉竹煲鸡汤

鸡 500 克，玉竹 5 克，白芷 5 克，洗净，鸡斩块倒入锅里，加水煮开后加入所有材料，大火煮开后转小火熬 2 小时至材料软烂，最后加味料调味即可。此汤有润肺、化湿、通鼻之功。

2　白芷粥

粳米 100 克，白芷 10 克，粳米淘洗干净，用冷水浸泡半小时，捞出，沥干水分。将白芷研成细末。取锅放入冷水、粳米，先用大火煮开，然后改用小火煮至粥稠，调入白芷末和白糖搅匀，再略煮片刻即可。此粥有祛风散热、通窍止痛、活血排脓之功，适用于头痛、牙痛、鼻渊等症。

3　川芎白芷鱼头汤

鱼头 1 个，川芎 6 克，白芷 10 克，生姜 3 片。将鱼头去鳃，洗净沥干水，起油锅下鱼头煎至微黄，铲起；川芎、白芷、生姜分别用水洗净，将全部用料一齐放入炖盅内，加开水适量，炖盅加盖，用小火隔水炖 2~3 小时，调味食用。适用于风寒感冒、头痛等症。

⑩ 北沙参

北沙参俗称"海沙参、根条参"。来源于伞形科植物珊瑚菜（*Glehnia littoralis* Fr. Schmidt ex Miq.）的根；夏、秋二季采挖，除去须根，洗净，稍晾，置沸水中烫后，除去外皮，干燥。常用于茶饮、药膳及保健食品。栽培品种，主要栽培于山东、河北、内蒙古等省区。

植物特征

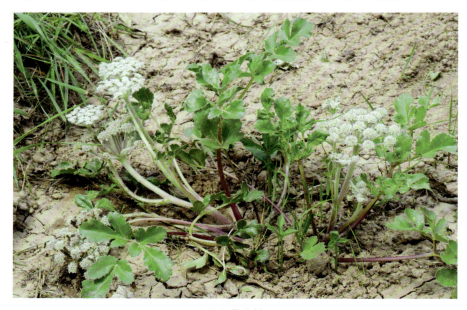

珊瑚菜全株

1 多年生草本。全株被白色柔毛；根细长，圆柱形或纺锤形，表面黄白色。

2 叶质厚，有长柄，叶片轮廓圆卵形，三出式分裂或三出式二回羽状分裂，有粗锯齿。

3 复伞形花序顶生，密生长柔毛，花瓣白色或带菫色。

4 果近圆球形，密被长柔毛及绒毛，果棱有木栓质翅。

药材经验鉴别

1 呈细长圆柱形，顶端常留有黄棕色根茎残基。

2 表面淡黄白色，略粗糙，全体有细纵皱纹和纵沟，并有棕黄色点状细根痕。

3 质脆，易折断，断面皮部浅黄白色，木部黄色。

4 气特异，味微甘。

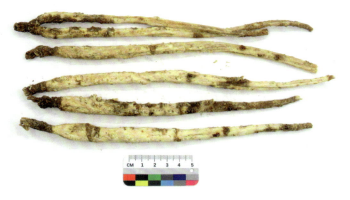

北沙参药材

药材品质

以粗细均匀、长短一致、去净栓皮、色黄白者为佳。

用途

🌿 药用

功能与主治：养阴清肺，益胃生津。用于肺热燥咳，劳嗽痰血，胃阴不足，热病津伤，咽干口渴。

中成药原料：北沙参为参麦地黄丸、参苓健脾胃颗粒、宝儿康糖浆、参柏舒心胶囊、安坤赞育丸、百花定喘丸等多种中成药的原料之一。

🍲 食用

北沙参已普遍开发运用于茶饮、药膳、煮粥、保健食品等。

1 北沙参百合饮

北沙参 10 克，干百合 10 克。将北沙参、百合和适量冰糖一起放入锅中，加适量水煎煮 30 分钟，过滤即可。此饮有滋阴润肺、清咽生津之功，适用于秋燥引起的干咳、口干舌燥等症。

2 北沙参玉竹粥

北沙参、玉竹各 10 克，粳米 100 克。将北沙参、玉竹入锅加水烧开，煎煮 30 分钟，去渣留取汤汁。把淘洗好的粳米倒入药汁中，补足水分，煮至粥稠时加入适量冰糖，再略煮即成。此粥有滋阴润肺、祛痰止咳之功，适用于肺热烦躁、干咳少痰，或肺气不足、肺胃阴虚所致的久咳无痰、咽干等症。

3 北沙参炖老鸭汤

北沙参 10 克，百合 10 克，老鸭 100 克。将材料洗净，将沙参、百合、老鸭、生姜放入锅中，加水适量，大火烧沸，再改小火将鸭肉炖至熟烂，放少许味料调味即可。此汤有滋阴清肺、养胃生津之功，适用于感冒后期咽干口干、有痰稍黄等症。

附

沙参有南沙参、北沙参之分，南沙参来源于桔梗科植物轮叶沙参 [*Adenophora tetraphylla*（Thunb.）Fisch.] 或沙参（*Adenophora stricta* Miq.）的根。两者均有养阴清肺，益胃生津的功效；南沙参专长于入"肺"，偏于养阴清肺，润肺止咳，用于治疗肺热阴虚所致的燥咳、痰少、痰枯等；北沙参则专长于入"胃"，偏于养阴生津益胃，用于胃阴不足的咽干口渴，胃脘隐痛，嘈杂干呕等症。

11 党参

党参俗称"上党人参、狮头参、中灵草"。来源于桔梗科植物党参 [*Codonopsis pilosula* （ Franch. ） Nannf.]、素花党参 [*Codonopsis pilosula* Nannf. var. *modesta* （ Nannf. ） L. T. Shen] 或 川党参 [*Codonopsis pilosula* subsp. *tangshen* （ Oliver ） D. Y. Hong] 的根。秋季采挖，洗净，晒 干。为滋补佳品，常用于茶饮、药膳及保健食品。栽培品种，主要栽培于甘肃、陕西、四川 和山西等省区，云南、青海、宁夏及西藏亦有分布。

植物特征

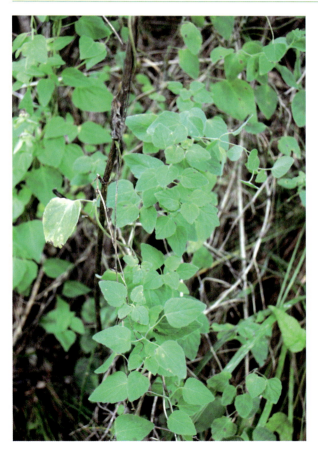

党参全株

◆ **党参** ◆

1 茎基具多数瘤状茎痕，根 常肥大呈纺锤状圆柱形，表面灰黄色，上端有细密环纹，下部疏生横长皮孔。

2 叶在主茎及侧枝互生，小枝上近于对生，两面被贴伏的毛。

3 花单生于枝端，有梗，花萼筒部半球状，花冠内面有明显紫斑。

4 蒴果下部半球状，上部短圆锥状。

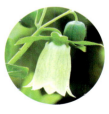

花

1 长圆柱形，稍弯曲。

2 表面灰黄色、黄棕色至灰棕色，根头部有多数疣状突起的茎痕及芽。

3 根头下有致密的环状横纹，向下渐稀疏，有的达全长的一半（栽培品环状横纹少或无）。

4 有纵皱纹和散在的横长皮孔样突起。

5 质稍柔软或稍硬而略带韧性，断面有裂隙或放射状纹理，皮部淡棕黄色至黄棕色，木部淡黄色至黄色。

6 有特殊香气，味微甜。

◆ 素花党参（西党参、纹党参）◆

1 根头下致密的环状横纹常达全长的一半以上。

2 断面裂隙较多，皮部灰白色至淡棕色。

◆ 川党参 ◆

1 表面有明显不规则的纵沟。

2 质较软而结实，断面裂隙较少，皮部黄白色。

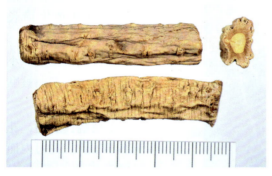
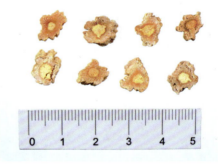

党参药材，显示环状横纹、皮孔样突起　　　党参药材切片

药材品质

以枝条肥大粗壮、肉质柔润、香气浓、甜味重、嚼之无渣者为佳。

用途

药用

功能与主治： 健脾益肺，养血生津。用于脾肺气虚，食少倦怠，咳嗽虚喘，气血不足，面色萎黄，心悸气短，津伤口渴，内热消渴。

中成药原料：党参为壮筋续骨丸、健脾止泻宁颗粒、小儿扶脾颗粒、益气补肾胶囊、舒肝康胶囊、附子理中片、七珠健胃茶等多种中成药的原料之一。

🍲 食用

党参已普遍开发运用于茶饮、药膳、煮粥、保健食品等。

① 党参黄米茶

党参 25 克，粳米（炒焦黄）50 克。党参、粳米加水 1000 毫升煎至 500 毫升即成。此饮有补中益气、除烦止泻之功，适用于食欲不振、脾虚泄泻、慢性胃炎、胃十二指肠球部溃疡等。

② 参苓粥

党参 10 克，茯苓 10 克，粳米 100 克。将适量党参、茯苓、生姜水煎，去渣取汁，粳米下入药汁内煮作粥，临熟时加入少许食盐，搅匀即可。此粥有益气健脾、利水渗湿之功，适用于脾胃虚弱、少食欲呕、大便稀薄、消瘦乏力等。

③ 党参乌鸡汤

党参 30 克，当归 10 克，黄芪 30 克，红枣 30 克，白莲子 10 克，乌鸡 1 只。将乌鸡整只或剁小块烧开去水，放入剩余所有材料，加适量水，大火烧开后转小火慢炖 2 小时，再添加适量味料调味即可。此汤有气血双补、扶正补虚之功，适用于气血不足、皮肤暗黄、手足无力、疲倦乏力、经期头痛头晕等。

④ 鲫鱼党参汤

鲫鱼 250 克，豆腐 4 块，党参 30 克，猪瘦肉 50 克。将鲫鱼剖净沥干水放入油锅炸后待用，将猪瘦肉片、党参和水煮沸后加入鲫鱼、豆腐，再次煮沸后改用小火煮 20 分钟，用食盐、香菜调味即可。此汤有益气健脾、利水消肿之功，适用于脾胃虚弱、水肿、溃疡、心肺疾病等慢性疾病。

12 山药

　　山药，俗称"淮山、怀山药、山薯"。来源于薯蓣科植物薯蓣（*Dioscorea polystachya Turczaninow*）的根茎。冬季茎叶枯萎后采挖，切去根头，洗净，除去外皮和须根，干燥，习称"毛山药"；或除去外皮，趁鲜切厚片，干燥，称为"山药片"；或选择肥大顺直的干燥山药，置清水中，浸至无干心，闷透，切齐两端，用木板搓成圆柱状，晒干，打光，习称"光山药"。为滋补佳品，既能补先天之精，又能补后天之气，被称为"神仙之食"，常用于药膳及保健食品。主要栽培于河南、河北、山西等省区。

植物特征

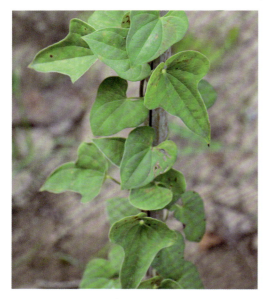

薯蓣全株

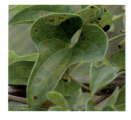

叶

果

◆ **薯蓣** ◆

1　缠绕草质藤本。块茎长圆柱形，垂直生长可长1米；茎通常带紫红色。

2　单叶，卵状三角形，基部心形，边缘常3浅裂，叶腋常有珠芽，也称"余零子"。

3　穗状花序，着生于叶腋，雌雄异株。

4　蒴果三棱状扁圆形，有白粉；种子四周有膜质翅。

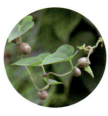

珠牙

◆ 毛山药 ◆

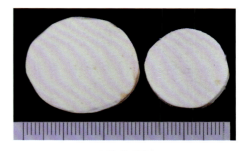

山药片药材

1 略呈圆柱形，表面黄白色，有纵沟、纵皱纹及须根痕，偶有外皮残留。
2 质坚实，不易折断，断面白色，粉性。
3 气微，味淡、微酸，嚼之发黏。

◆ 山药片 ◆

1 不规则厚片，皱缩不平。
2 切面白色或黄白色，质坚脆，粉性。

◆ 光山药 ◆

1 圆柱形，两端平齐。
2 表面光滑，白色或黄白色。

药材品质

以条粗、质坚实、粉性足、色洁白者为佳。

用途

药用

功能与主治：补脾养胃，生津益肺，补肾涩精。用于脾虚食少，久泻不止，肺虚喘咳，肾虚遗精，带下，尿频，虚热消渴。

中成药原料：山药为安康胶囊、白癜风胶囊、宝儿康散、保儿宁颗粒、补肾益脑胶囊等多种中成药的原料之一。

食用

山药已普遍开发运用于药膳、煮粥、保健食品等。

1 海参山药枸杞汤

海参400克，山药25克，枸杞子适量。将山药切块，与泡发好的海参一起放入炖锅，加水适量，隔水炖煮3小时，加味料调味即可。此汤有补气益肾、生精养血之功。

山药芡实莲子粥

鲜山药 100 克，芡实 30 克，去心莲子 30 克，薏苡仁 60 克，粳米 100 克。山药洗干净，切块，与芡实、薏苡仁、莲子、粳米一同放入锅内，加水适量，煮成粥。此粥有健脾和胃之功，适合于脾肾阳虚遗精滑精、便溏乏力、面色萎黄的人群食用。

3

山药老鸽汤

山药 30 克，玉竹 10 克，麦冬 10 克，老鸽 1 只，枸杞子适量。将药材洗净，老鸽脱毛去除内脏洗净、切开，过热水后捞出。将所有食材放入煲中，加水先用大火烧开，再转小火慢炖 1 小时，加味料调味即可。此汤有健脾益胃、滋养肺阴、温热补阳之功，适合于身体虚弱、食欲不振、失眠多梦、肾精亏虚、形寒肢冷的人群食用。

4

西洋参芡实山药排骨汤

西洋参 10 克，山药 30 克，芡实 30 克，新会陈皮 3 瓣，排骨 300 克。将药材洗净，用水浸泡 3~4 分钟。排骨洗净剁块，焯水备用。将所有食材和排骨一同放入锅中，加水适量。大火煮沸后转小火炖 1.5 小时，出锅前加适量味料调味即可。此汤有补气提神、滋养生津、消除疲劳之功。

附

广东地区常将参薯（*Dioscorea alata* L.）的块茎称为"广东山药"，呈圆锥形或球形，外皮为褐色或紫黑色，断面白色带紫色，作蔬菜使用，应予以区别。

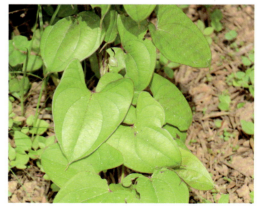

广东山药（参薯）

⑬ 白茅根

白茅根俗称"茅根、甜草根、茅草根"。来源于禾本科植物大白茅〔*Imperata cylindrica* var. *major*（Nees）C. E. Hubb.〕的根茎。春、秋二季采挖，洗净，晒干。野生品种，主要分布于广东、河北、河南、山东、江苏、安徽、陕西、湖南等省区。

植物特征

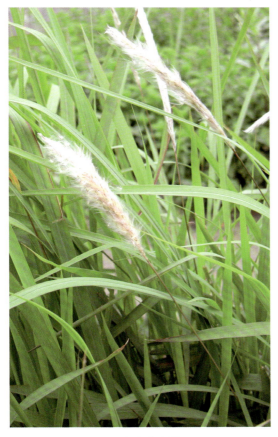

大白茅全株

◆ **大白茅** ◆

1 多年生草本；具横走多节被鳞片的长根状茎；秆直立，节有白柔毛。

2 叶鞘口具疣基柔毛；叶舌干膜质，顶端具细纤毛。

3 叶片线形，中脉在下面明显隆起并渐向基部增粗或成柄，边缘粗糙。

4 圆锥花序穗状，分枝短缩而密集；小穗柄顶端膨大成棒状。

5 颖果椭圆形。

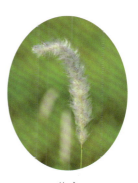

花序

1 呈长圆柱形。
2 表面黄白色或淡黄色，微有光泽，具纵皱纹，节明显，稍突起。
3 体轻，质略脆，断面皮部白色，多有裂隙，小孔排列成环状，中柱淡黄色，易与皮部剥离。
4 气微，味微甜。

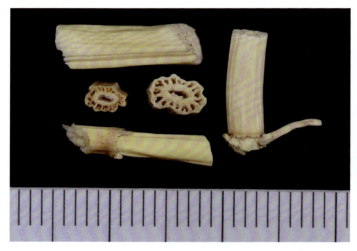

环状小孔

药材品质

以粗肥、色白、无须根、味甜者为佳。

用途

 药用

功能与主治：凉血止血，清热利尿。用于血热吐血，衄血，尿血，热病烦渴，湿热黄疸，水肿尿少，热淋涩痛。

中成药原料：白茅根为血尿安胶囊、宁泌泰胶囊、三清胶囊、肾安胶囊、泌淋清胶囊、（复方）肾炎片、康肾颗粒、麦芪降糖丸、皮肤病血毒丸、急肝退黄胶囊、十灰丸、结石通片、清凉防暑颗粒等多种中成药的原料之一。

白茅根含果糖、葡萄糖等，味甜可食。

1 茅根竹蔗水

鲜白茅根两把，竹蔗一条。把材料洗净，竹蔗斩成小段；茅根切段，放入汤锅内，加水大火煮开，转小火约 60 分钟，即可饮用。具有清润解毒、清热利尿的功效。

2 茅根竹节杂粮粥

白茅根、嫩竹节各 200 克，粳米、绿豆、鲜玉米各 50 克。将白茅根、竹节洗净切成小段，晾晒至半干备用。先把粳米、绿豆、鲜玉米等杂粮熬煮烂熟，再将白茅根、竹节小段加入熬煮，待到汤汁浓稠即可食用。具有清热消暑、补中益气、健脾和胃等作用。

3 白茅根炖老鸭

老鸭 1 只，白茅根 100 克，啤酒 250 克，葱末 15 克，香油 10 克，酱油 50 克。老鸭肉洗净剁成块；白茅根洗净。净砂锅上火，加适量水，放入鸭块、白茅根、啤酒，开锅后撇去浮沫，加锅盖，小火炖至鸭肉熟烂即可。具有养肝利水、滋补脾肺、化瘀血、消胀满的功效。

⑭ 黄精

　　黄精俗称"笔管菜、山姜、鸡爪参"，来源于百合科植物黄精（*Polygonatum sibiricum* Red.）、滇黄精（*Polygonatum kingianum* Coll. et Hemsl.）或多花黄精（*Polygonatum cyrtonema* Hua）的根茎。按形状不同，习称"鸡头黄精""大黄精""姜形黄精"。春、秋二季采挖，除去须根，洗净，置沸水中略烫或蒸至透心，干燥。黄精主要栽培于河南、安徽等省区，滇黄精主要栽培于云南、贵州等省区，多花黄精主要栽培于广东、广西、湖南等省区。

植物特征

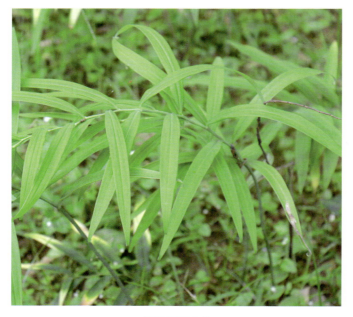

多花黄精全株

◆ **多花黄精** ◆

1　根状茎肥厚，常连珠状或结节成块。

2　叶互生，卵状披针形，先端尖至渐尖。

3　伞形花序，俯垂，花被黄绿色。

4　浆果成熟时黑色，具 3~9 颗种子。

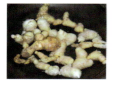

根茎

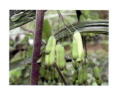

花

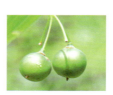

果实

生黄精一般不直接入药，常以蒸黄精、酒黄精入药。

◆ 大黄精 ◆

1 呈肥厚肉质结节块状。
2 表面淡黄色，具环节，结节上侧茎痕呈圆盘状，圆周凹入，中部突出。
3 质硬而韧，不易折断，断面角质，淡黄色至黄棕色。
4 气微，味甜，嚼之有黏性。

◆ 鸡头黄精 ◆

1 呈结节状弯柱形，略呈圆锥形，常有分枝。
2 表面黄白色或灰黄色，半透明，有纵皱纹，茎痕圆形。

◆ 姜形黄精 ◆

1 呈长条结节块状，常数个块状结节相连。
2 表面灰黄色或黄褐色，粗糙，结节上侧有突出的圆盘状茎痕。

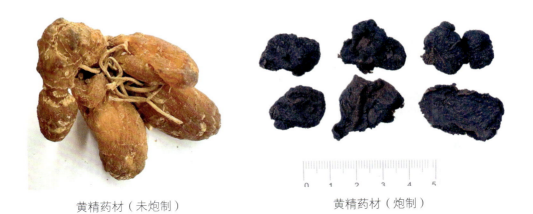

黄精药材（未炮制）　　　　　　　黄精药材（炮制）

药材品质

以块大、色黄、断面透明、质润泽、习称"冰糖渣"者为佳。味苦者不可药用。

用途

🌿 药用

功能与主治：补气养阴，健脾，润肺，益肾。用于脾胃气虚，体倦乏力，胃阴不足，口干食少，肺虚燥咳，劳嗽咳血，精血不足，腰膝酸软，须发早白，内热消渴。

中成药原料： 黄精为黄精丸、生精胶囊、健肾生发丸、复方手参丸、复方肾炎片、舒心安神口服液、咳速停糖浆（胶囊）、补肾健脾口服液、降糖通脉胶囊等多种中成药的原料之一。

食用

在众多养生古籍中，黄精为延年益寿之品，有"仙人余粮"之说，其味甘甜、爽口，具有悠久的食用历史。

1 黄精枸杞茶

黄精 10 克，枸杞子 10 克。洗净，用水煎煮片刻，或用沸水浸泡 10 分钟，代茶饮用。适用于夜尿频多、腰酸腿沉、做事缺乏持久力的肾气虚者。

2 枸杞黄精炖鹌鹑

鹌鹑 1 只，枸杞子、黄精各 30 克。鹌鹑洗净后，将枸杞子、黄精装入腹内，一并入煲炖煮至熟。有改善精血亏虚、神疲乏力、腰膝酸软、眩晕健忘等功效。

3 黄精炖猪肘

黄精 10 克，猪肘子 750 克，党参 10 克，怀山药 20 克，大枣 5 粒，姜、料酒、味精、食盐各适量。猪肘子去毛洗净，剁成块，与黄精、党参、怀山药、大枣、姜一同放入砂锅，加适量水，置大火上煮沸，小火炖至熟烂，调入料酒、味精及食盐即成。有补脾、益胃、养肺的功效。

15 玉竹

玉竹俗称"玉参、连竹、尾参"。来源于百合科植物玉竹〔*Polygonatum odoratum*（Mill.）Druce〕的根茎。秋季采挖，除去须根，洗净，晒至柔软后，反复揉搓、晾晒至无硬心，晒干；或蒸透后，揉至半透明，晒干。野生、栽培均有，主要栽培于湖南、广东、安徽、湖北、吉林、黑龙江等省区。

植物特征

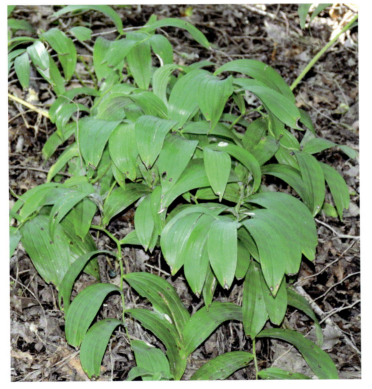

玉竹全株

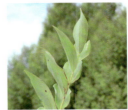

叶

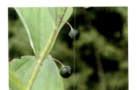

成熟果

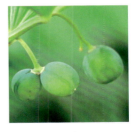

果实

1 根状茎圆柱形。

2 叶互生，卵状矩圆形，下面带灰白色，脉上平滑至呈乳头状粗糙。

3 花序常具 1~4 花；花被黄绿色至白色。

4 浆果蓝黑色，具 7~9 颗种子。

1 长圆柱形，略扁，少有分枝。
2 表面黄白色，半透明，具纵皱纹和微隆起环节，有白色圆点状须根痕和圆盘状茎痕。
3 质硬而脆或稍软，易折断，断面角质样或显颗粒性。
4 气微，味甘，嚼之发黏。

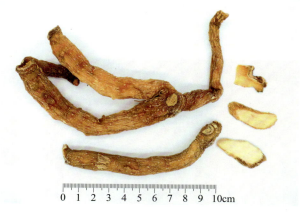

0 1 2 3 4 5 6 7 8 9 10cm

玉竹药材，显示环节，点状须根痕

药材品质

以条长、肉肥、黄白色、光泽柔润者为佳。

用途

🌿 药用

功能与主治：养阴润燥，生津止渴。用于肺胃阴伤，燥热咳嗽，咽干口渴，内热消渴。

中成药原料：玉竹为益气补肾胶囊、冠心静胶囊、玉苓消渴茶、明目二十五味丸、肤舒止痒膏、阴虚胃痛片、调经白带丸、小儿健胃糖浆、参茸安神丸、冠心静片、清脑安神丸等多种中成药的原料之一。

🍲 食用

玉竹为秋冬养阴滋补的食材佳品。

1 玉竹粥

玉竹 20 克、粳米 100 克煮粥即可，可加适量冰糖调味。具有调补体内阴阳平衡，同时扶持正气、祛除余邪的功效。

2 玉竹膏

玉竹 100 克，柠檬汁 50 毫升，蜂蜜 50 克。将玉竹浸泡兰日后，煎煮 2 次，取滤液合并，加热浓缩，加蜂蜜、柠檬汁收膏。具有滋阴润肺、益气生津，缓解咽喉干燥、嘶哑、食欲不振等功效。

3 沙参玉竹汤

玉竹 20 克，北沙参 20 克，麦冬 15 克，陈皮 10 克，薄盖灵芝 15 克，猪皮或水鱼裙 50 克，食盐适量。上述材料加水 1500 毫升，煎至 500 毫升，加适量味料调味即可。具有清心润肺、和胃护肤的功效。可用于湿疹、特应性皮炎等过敏性疾病的调养。

4 玉竹猪心汤

玉竹洗净切段，用水稍浸泡几分钟，猪心洗净，和玉竹一起放进炖盅，同时加入生姜和水，蒸 1 个小时食用。有养阴、养血、安神的作用，适用于气血不足引起的心悸、心烦、失眠、多梦等症。

5 玉竹麦冬炖鸭

玉竹和麦冬洗干净用纱布袋装好，老鸭洗净沥干，将纱布袋放入鸭的腹部。上蒸笼蒸 3 个小时，至鸭肉软烂为止。取出药袋即可。有滋阴、润燥、生津、止渴、清热、降糖的功效。对阴虚口渴非常有益。

⑯ 土茯苓

　　土茯苓俗称"硬饭头、土萆薢、白余粮"，来源于百合科植物光叶菝葜（*Smilax glabra* Roxb.）的根茎。为岭南常用祛湿汤料。夏、秋二季采挖，除去须根，洗净，干燥；或趁鲜切成薄片，干燥。主要分布于广东、湖南、四川、云南、广西、海南等省区。

植物特征

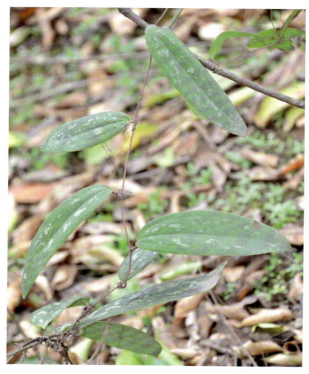

光叶菝葜全株

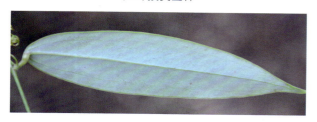

叶：披针形，背部苍白色、基出 3 脉

◆ **光叶菝葜** ◆

1　攀援灌木；根状茎粗厚，块状，常由匍匐茎相连接；枝条光滑，无刺。

2　叶薄革质，狭卵状披针形，下面通常绿色，带苍白色；有卷须。

3　伞形花序；花绿白色，六棱状球形。

4　浆果熟时紫黑色，具粉霜。

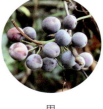

果

1 呈圆柱形，多不规则条块，有结节状隆起，具短分枝。
2 表面黄棕色或灰褐色，凹凸不平，有坚硬的须根残基，分枝顶端有圆形芽痕，可见残留鳞叶；质坚硬。
3 切片呈长圆形或不规则，边缘不整齐；切面类白色至淡红棕色，粉性，可见点状维管束及多数小亮点。
4 质略韧，折断时有粉尘飞扬，以水湿润后有黏滑感。
5 气微，味微甘、涩。

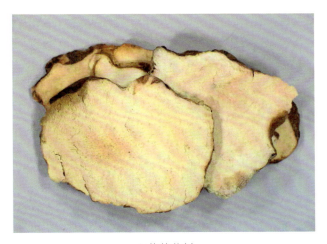

土茯苓药材

药材品质

以淡棕色、粉性足、纤维少者为佳。

用途

🌱 **药用**

功能与主治： 解毒，除湿，通利关节。用于梅毒及汞中毒所致的肢体拘挛，筋骨疼痛；湿热淋浊，带下，痈肿，瘰疬，疥癣。

中成药原料： 土茯苓为通络骨质宁膏、滑膜炎胶囊、解毒维康片、乳癖安消胶囊（口服液）、外感平安颗粒、头痛宁胶囊、前列舒通胶囊、康妇灵胶囊、妇炎康丸、洁阴灵洗剂、肤舒止痒膏、龟苓膏等多种中成药的原料之一。

🍲 **食用**

　　土茯苓味甘，性平，利湿热解毒，为岭南地区常用的祛湿煲汤料，也是龟苓膏的重要组成之一，又因富含淀粉，可用来制作糕点或酿酒。

1　龟苓膏

　　传统龟苓膏主要以龟甲和土茯苓为主要原料。再配以蒲公英、金银花、绵茵陈、火麻仁、生地、甘草等，有滋阴降火、清热利湿、凉血解毒的功效。

2　土茯苓老龟汤

　　草龟洗净，剁成大块，猪瘦肉切成块，生姜去皮切片。锅内烧水，待水开时，下入草龟、猪瘦肉，用中火煮 5 分钟至血水消失，捞起冲净。把土茯苓、草龟、红枣、猪瘦肉、生姜放入瓦煲内，加入清汤、料酒、胡椒粉，加盖用慢火煲 3 小时。具有祛湿解毒、滋阴清热的功效。

3　土茯苓薏米龟汤

　　土茯苓 50 克，薏苡仁 30 克，草龟 1 只，生姜 3 片。先将土茯苓、薏苡仁洗净，稍浸泡后，加水适量煮约半小时，放入宰杀清洗后的草龟（连同龟甲）及生姜，炖煮 1.5 小时；最后加入适量味料调味，即可食用。具有清热解毒、祛湿排脓的功效。

4　土茯苓马齿苋粥

　　取新鲜土茯苓、马齿苋各 50 克，或干品各 15 克，洗净，加水适量，熬煮 30 分钟，取出药渣，再加入少量米，继续熬成粥，加味料调味，食用期间忌生冷腥辣食物。具有清热解毒、祛湿止泻的功效。

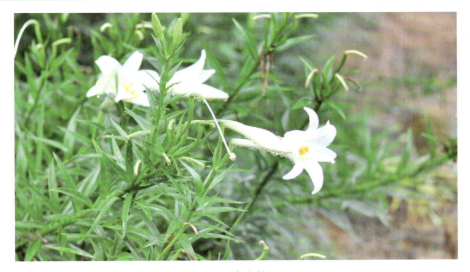

17 百合

百合俗称"山百合、药百合",来源于百合科植物卷丹（*Lilium lancifolium* Thunb.）、百合（*Lilium brownii* F. E. Brown var. *viridulum* Baker）或细叶百合（*Lilium pumilum* DC.）的肉质鳞叶。秋季采挖，洗净，剥取鳞叶，置沸水中略烫，干燥。卷丹主产于湖南，百合主产于浙江、甘肃，细叶百合（山丹）主产于四川。

植物特征

百合全株

◆ **卷丹** ◆

1 鳞茎近宽球形；鳞片宽卵形，白色。茎带紫色条纹，具白色绵毛。

2 叶散生，披针形，先端有白毛，边缘有乳头状突起，上部叶腋有珠芽。

3 花苞片叶状，卵状披针形，先端有白绵毛；花梗紫色，有白色绵毛；花被片披针形，反卷，橙红色，有紫黑色斑点；内轮花被片蜜腺两边有乳头状突起；雄蕊四面张开；花丝淡红色。

4 蒴果狭长卵形。

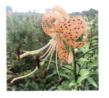

卷丹

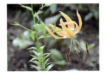

细叶百合（山丹）

1 呈长椭圆形，表面黄白色至淡棕黄色，有数条纵直平行的白色维管束。
2 顶端较尖，基部稍宽，边缘薄、稍内卷。
3 质硬而脆；易折断，断面平坦，角质样。
4 气微，味微苦。

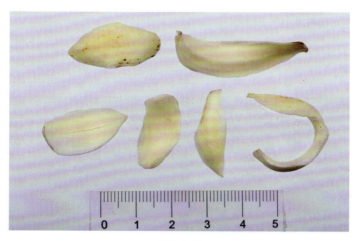

百合药材

药材品质

以瓣匀肉厚、色黄白、质坚、筋少者为佳。

用途

药用

功能与主治： 养阴润肺，清心安神。用于阴虚燥咳，劳嗽咳血，虚烦惊悸，失眠多梦，精神恍惚。

中成药原料： 百合为百合固金口服液、百合固今丸、百合固金片、百合固金颗粒、益肺止咳胶囊、健脾润肺丸、百花膏、虫草川贝止咳膏等多种中成药的原料之一。

食用

百合普遍运用于羹品、茶饮、药膳、煮粥、泡酒、保健食品等。

1 百合马蹄糕

马蹄粉 250 克，马蹄 8 只，干百合 45 克，白冰糖 300 克。马蹄云皮，切碎。干百合清水泡软，切碎。加 750 毫升水把马蹄粉调成浆备用。750 毫升水加入白冰糖、马蹄、百合，在锅里煮 15 分钟，缓缓加入三分之一的马蹄粉浆，一边加入一边搅拌，约煮 2 分钟，煮成熟粉浆。把剩余的三分之二马蹄粉浆倒入，并搅拌均匀，形成生熟混合的粉浆。盘子涂上一层花生油，倒进生熟粉浆，用大火蒸 20 分钟，蒸好后取出冷却，切成块状即可。马蹄味甘、性寒，具有清热生津的作用；百合味甘、性微寒，具有清心安神的功效。再搭配清润的白冰糖，可共同起到养阴敛汗、除烦安神、生津润燥的功效，尤其适合广大爱美的女性。

2 百合银杏羹

百合 50 克，红枣 10 枚，白果 50 克，牛肉 300 克。将牛肉洗净后，切薄片；白果去壳，用水浸去外层薄膜洗净；百合、红枣和生姜洗净备用；红枣去核；生姜去皮，切两片。瓦煲内加适量水，煮沸后放入百合、红枣、白果和生姜片，改用中火煲至百合将熟，加入牛肉，继续煲至牛肉熟烂，放入食盐少许即可。有补血养阴、滋润养颜、润肺益气、止喘濯精之功。

3 百合芡实粥

干百合 30 克，南杏仁 15 克，芡实 15 克，小米 100 克。将干百合、南杏仁、芡实洗净，与淘洗干净的小米一同放入砂锅，加适量水，先用大火煮沸，再用小火慢煲至粥成，加糖调味即可食用。有养阴益肺、祛湿健脾之功，适合肺气不足、燥湿相兼之人食用。

18 薤白

薤白俗名"薤白头、藠头、野蒜",来源于石蒜科植物薤白（*Allium macrostemon* Bunge.）或藠头（*Allium chinense* G. Don）的鳞茎。鳞茎多供食用。在全国各地均有栽培。

植物特征

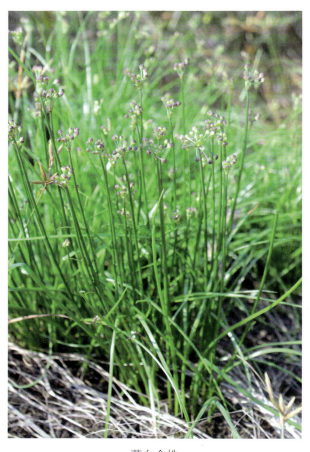

薤白全株

◆ **薤白** ◆

1 鳞茎近球状，外皮带黑色，纸质或膜质。

2 叶 3~5 枚，半圆柱状，中空，具沟槽，比花葶短。

3 花葶圆柱状；伞形花序半球状至球状，花多而密集，或间具珠芽；珠芽暗紫色；花淡紫色或淡红色。

◆ **薤白** ◆

1 呈不规则卵圆形。
2 表面黄白色或淡黄棕色，皱缩，半透明，有类白色膜质鳞片包被，底部有突起的鳞茎盘。
3 质硬，角质样。
4 有蒜臭，味微辣。

◆ **藠头** ◆

1 呈略扁的长卵形。
2 表面淡黄色或棕褐色，具浅纵皱纹。
3 质较软，断面可见鳞叶 2~3 层。
4 嚼之黏牙。

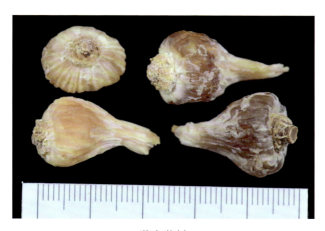

薤白药材

以个大、质坚、饱满、黄白色、半透明、不带花茎者为佳。

🌿 **药用**

功能与主治： 通阳散结，行气导滞。用于胸痹心痛，脘腹痞满胀痛，泻痢后重。

中成药原料：薤白为心脑宁胶囊、肺心夏治胶囊、舒心宁片、舒心宁口服液、香连化滞片、气管炎丸、京制咳嗽痰喘丸、血滞通胶囊、延枳丹胶囊、丹蒌片等多种中成药的原料之一。

食用

薤白具有特殊香味，广泛作为香辛调料运用于羹品、茶饮、药膳、煮粥、泡酒、保健食品等。

1 藠菜洋葱炒牛肉

藠菜500~1000克，洋葱1个，牛肉250克。藠菜去根须和藠叶末端，洗净，切段，藠头和藠叶分开。洋葱去根和表层，洗净切片。牛肉洗净，切片，用酱油、糖、生粉拌匀，腌制半小时左右。炒锅烧热，加油，先爆炒藠头，再加牛肉，翻炒至半熟，放洋葱和藠叶，继续翻炒，调味。有温中散结、宽胸通阳、健胃祛湿之功。

2 薤白汁

薤白50克，洗净，切成小片，置锅中，加清水500毫升，煮沸10分钟，滤渣取汁，分次连续饮用。适用于阳痿（属肝气郁结型）伴胸胁牵痛、嗳气者。

3 薤白粥

薤白10~15克，粳米100克同煮，煮熟即可。有宽胸、行气、止痛之功。适用于老人慢性肠炎、菌痢以及冠心病胸闷不适或心绞痛。多食发热，不宜多食、久食。

19 姜

　　姜俗名"百辣云、姜根"，来源于姜科植物姜（*Zingiber officinale* Rosc.）的新鲜根茎（生姜）或干燥根茎（干姜）。10~12 月茎叶枯黄时采收，挖起根茎，除去泥沙、茎叶及须根，晒干或低温干燥者则为干姜，趁鲜切片晒干或低温干燥者称为"干姜片"。是驱寒保暖的常用之品，可解半夏、天南星及鱼蟹毒；亦为家庭不可或缺的调味品，可做蔬菜食用。茎、叶、根茎均可提取芳香油，用于食品、饮料及化妆品香料。全国各地均有栽培，主产于山东、云南、湖北等省区。

植物特征

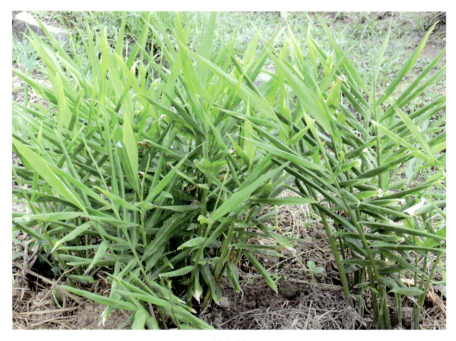

姜全株

1 多年生草本，根茎肥厚，多分枝，有芳香及辛辣味。
2 叶片披针形或线状披针形，无毛，无柄；叶舌膜质。
3 穗状花序球果状；苞片淡绿色，顶端有小尖头；花冠黄绿色；唇瓣有紫色条纹及淡黄色斑点。

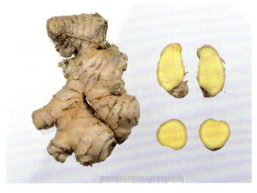
生姜药材

◆ 生姜 ◆

1 呈不规则块状，具指状分枝。
2 表面黄褐色或灰棕色，有环节，分枝顶端有茎痕或芽。
3 质脆，易折断，断面浅黄色，内皮层环纹明显，维管束散在。
4 气香特异，味辛辣。

◆ 干姜 ◆

1 呈扁平块状，具指状分枝。
2 表面粗糙，具纵皱纹和明显的环节；分枝处常有鳞叶残存。
3 质坚实，断面黄白色或灰白色，粉性或颗粒性，内皮层环纹明显，维管束及黄色油点散在。
4 气香、特异，味辛辣。

药材品质

生姜 以块大、丰满、质嫩者为佳。
干姜 以质坚实、断面色黄白、粉性足、气味浓者为佳。

用途

🌿 药用

功能与主治：

生姜 解表散寒，温中止呕，化痰止咳，解鱼蟹毒。用于风寒感冒，胃寒呕吐，寒痰咳嗽，鱼蟹中毒。

干姜 温中散寒，回阳通脉，温肺化饮。用于脘腹冷痛，呕吐泄泻，肢冷脉微，寒饮喘咳。

中成药原料：

生姜 为康肾颗粒、感冒疏风颗粒、金防感冒颗粒、麻桂感冒丸、云实感冒合剂、感冒炎咳灵片、麻姜颗粒、胆龙止喘片、参柴颗粒、胃友新片、延胡胃安胶囊、姜竭补血合剂等多种中成药的原料之一。

干姜 为槟榔七味丸、手掌参三十七味丸、丹绿补肾胶囊、止眩安神颗粒、乌阳补心糖浆、五味健脑口服液、安神补脑片、藏降脂胶囊、二夏清心片、消咳平喘口服液、祛风骨痛巴布膏等多种中成药的原料之一。

🍲 食用

姜广泛作为香辛调料运用于羹品、茶饮、药膳、煮粥、泡酒、保健食品等。

1 大枣姜汤

大枣 10 个，生姜 5 片，红糖适量，煎汤即成，每日 1 次，坚持服用。有补中益气、养血安神之功，可以促进气血流通，改善手脚冰凉的症状。对胃病患者养胃亦有效果。

2 姜汁撞奶

牛奶 400 毫升，纯姜汁 40 毫升，砂糖 10 克。生姜去皮切碎，于纱布中挤出姜汁，姜汁盛于碗中。牛奶加少许砂糖煮沸，倒入有姜汁的碗中，静置 5 分钟，凝固成姜撞奶。有增强身体免疫力、提高睡眠质量、发表散寒的作用。

3 仔姜菠萝炒牛肉

牛肉 150 克，仔姜 200 克，菠萝 200 克，青椒、红椒、洋葱各 20 克。牛肉洗净，切片，用少许食盐、淀粉腌制；菠萝去外皮，切片，沸水氽烫备用；仔姜、青椒、红椒、洋葱分别洗净，切片；锅中倒入油，放入洋葱、青椒、红椒煸炒，再放牛肉、子姜、菠萝片同炒，加适量醋、白糖、食盐调味即可。有生津和胃、祛暑除湿之功。适合夏季身热烦渴及胃纳欠佳者食用。

4 姜汁藕片

莲藕 500 克，姜 75 克。藕洗净去皮，切片；姜去皮，切末；碗内放入醋、酱油、麻油，调成汁待用；藕片于沸水中焯好备用；加姜末、食盐拌匀，焖 2 分钟；装入盘内，浇上兑好的汁即成。有清热凉血、通便止泻、健脾开胃的作用。有益于胃纳不佳、食欲不振者恢复健康；对衄血、咯血、下血者尤为有益。

⑳ 高良姜

　　高良姜俗称"南姜、风姜、小良姜"，来源于姜科植物高良姜（*Alpinia officinarum* Hance）的根茎。夏末秋初时采收，除去地上茎及须根，洗净，切段晒干。为"十大广药"之一，广东省徐闻县特产，中国国家地理标志产品。主要栽培于广东。

植物特征

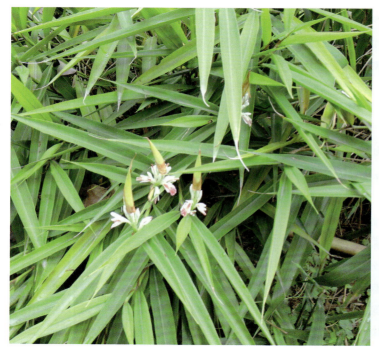

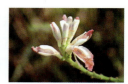

花

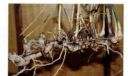

根茎

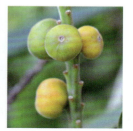

果实

高良姜全株

1　多年生草本，根茎延长，圆柱形。

2　叶片线形，顶端尾尖，基部渐狭，两面均无毛，无柄；叶舌薄膜质，披针形。

3　总状花序顶生，直立，花序轴被绒毛；花萼管顶端3齿裂；花瓣白色，有红色条纹。

4　果球形，不开裂，熟时红色；种子具假种皮，有钝棱角，棕色。

1 呈圆柱形，多弯曲，有分枝。
2 表面棕红色至暗褐色，有细密的纵皱纹和灰棕色的波状环节，一面有圆形的根痕。
3 质坚韧，不易折断，断面灰棕色或红棕色，纤维性，中柱约占1/3。
4 气香，味辛辣。

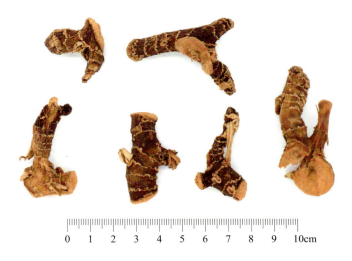

高良姜药材，显示纵皱纹、环节

药材品质

以分枝少、粗壮、色红棕、香气浓、味辣者为佳。

用途

药用

功能与主治： 温胃止呕，散寒止痛。用于脘腹冷痛，胃寒呕吐，嗳气吞酸。

中成药原料： 高良姜为活血风寒膏、回生口服液、七味胃痛胶囊、胃痛片、温胃降逆颗粒、胃泰胶囊、痹痛熨剂、复方追风膏、妇科回生丸、齿痛宁、胃病丸、补血调经片、胃炎康胶囊、胃气痛片等多种中成药的原料之一。

🍲 食用

高良姜广泛作为香辛调料运用于羹品、茶饮、药膳、煮粥、泡酒、其他食品等。

1 高良姜红枣饮

高良姜5克，红枣5~8枚，洗净放入砂锅，加适量清水浸泡20~30分钟（新鲜品用量加倍，无需浸泡），煎煮约30分钟，去渣取汁，再加入适量红糖调匀即可。每日服1剂，分两次饮用。有暖胃止呕、健脾、补气养血之功。适用于胃部受凉、胃寒引起的脘腹冷痛、反酸、嗳气、消化不良等症。

2 高良姜酒

高良姜70克，广藿香50克，黄酒500毫升。先将高良姜用火炙出焦香味，打碎，广藿香切碎，置于砂锅中，加入黄酒，煮沸，过滤去渣即成。口服，每次15~20毫升，每日2次。有暖胃散寒，芳香化浊，理气止痛之功。尤适于胃寒呕吐，脘腹冷痛，霍乱吐痢者食用。

3 高良姜粥

高良姜3克，粳米约50克。高良姜洗净，放进砂锅里，加适量清水浸泡20~30分钟（新鲜品用量加倍，无需浸泡），煎煮约30分钟，去渣取汁，加入淘洗好的粳米继续煮约30分钟成粥即可。此粥有温中散寒之功。尤适于胃寒作痛或胃寒霍乱、吐泻交作、腹中疼痛等。

21 山奈

山奈俗称"沙姜、山辣"，来源于姜科植物山奈（*Kaempferia galanga* L.）的根茎。冬季采挖，洗净，除去须根，切片，晒干。广泛用作香辛调料。栽培品种，主要栽培于广东、广西等省区。

植物特征

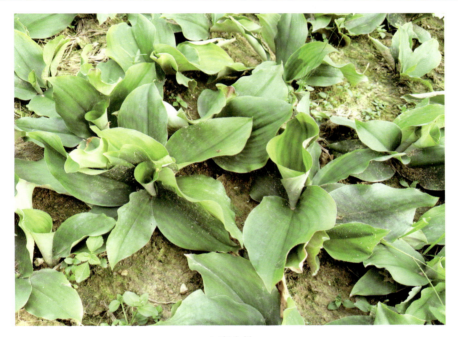

山奈全株

1 根茎块状，单生或数枚连接，淡绿色或绿白色，芳香。

2 叶通常 2 片贴近地面生长，近圆形，干时于叶面可见红色小点。

3 花 4~12 朵顶生，半藏于叶鞘中；花白色，有香味，易凋谢。

4 果为蒴果。

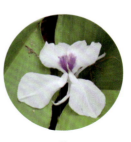

花

1 多为圆形或近圆形的横切片。切面类白色，粉性，常鼓凸。

2 外皮浅褐色或黄褐色，皱缩，可见根痕或残存须根。质脆，易折断。

3 气香特异，味辛辣。

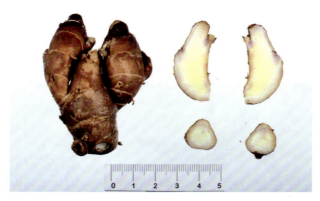

山柰完整药材

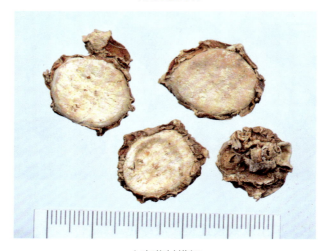

山柰药材横切

药材品质

以色白、粉性足、饱满、气浓厚而辣味强者为佳。

药用

功能与主治：行气温中，消食，止痛。用于胸膈胀满，脘腹冷痛，饮食不消。

中成药原料：山奈为消积洁白丸、安胃止痛散、锁阳三味片、香菊活血丸、二益丸、喉药散、附桂风湿膏、伤湿祛痛膏、活血镇痛膏等多种口成药的原料之一。

食用

山奈为常用香辛料，用于配制卤汁时，具有出卤香味、去异腥味的作用。在烹调中多用于烧菜、卤菜和麻辣火锅。两广地区以制作沙姜鸡闻名。

---

1 沙姜鸡

鸡1只，色拉油2大匙，沙姜、食盐、葱、料酒、白糖各适量。鸡洗净剁块，用食盐和料酒腌20分钟；沙姜去皮剁碎，葱切葱花；热油锅，鸡爆炒至变色后推至锅边，爆香沙姜和葱白；把鸡块和沙姜炒匀，放糖调味，焖至鸡肉熟透，撒上葱花炒匀即可。

---

2 沙姜白切猪手

猪手1个，沙姜50克，油、食盐、生姜、大葱、大蒜、料酒、白糖、生抽、蚝油、香油适量。猪手处理干净，斩大块后冷水下锅，加入生姜和料酒煮10分钟；沙姜、大葱和大蒜切成小块；将猪手用冷水冲洗干净，放入压力锅中，加入姜、葱、蒜，再加水到猪手三分之一处，加入适量料酒，高压锅煮12分钟；把沙姜剁成蓉后热油淋入，再加适量蚝油、食盐、生抽、香油、白糖搅匀；把煮好的猪手捞出控掉水分摆盘，沙姜汁均匀淋在猪手上即可。

㉒ 姜黄

姜黄别称"黄姜、宝鼎香、郁金",来源于姜科植物姜黄（*Curcuma longa* L.）的根茎；冬季茎叶枯萎时采挖，洗净，煮或蒸至透心，晒干，除去须根。姜黄可提取黄色食用染料，姜黄及姜黄素同时被世界卫生组织和联合国粮食及农业组织列为食品添加剂。其块根习称为"黄丝郁金"，为药材郁金的来源之一。主产于四川、福建等省区。

植物性状

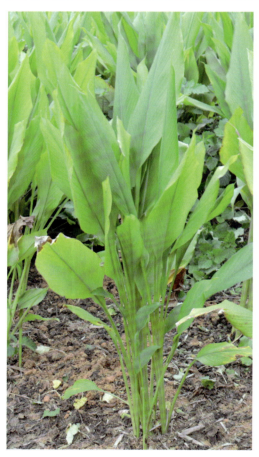

◆ **姜黄** ◆

1. 根茎发达，成丛，分枝多，椭圆形或圆柱状，橙黄色，极香，根粗壮，末端膨大呈块根。
2. 叶片长圆形或椭圆形，顶端短渐尖，基部渐狭，绿色，两面均无毛。
3. 花葶由叶鞘内抽出，穗状花序圆柱状，苞片淡绿色，上部无花的白色，边缘染淡红晕；花冠淡黄色。

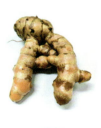
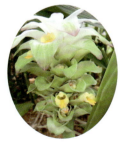

姜黄全株 根茎 花序

1 不规则卵圆形、圆柱形或纺锤形，常弯曲，有的具短叉状分枝。
2 表面深黄色，粗糙，有皱缩纹理和明显环节，有圆形分枝痕及须根痕。
3 质坚实，不易折断，断面棕黄色至金黄色，角质样，有蜡样光泽，内皮层环纹明显，维管束呈点状散在。
4 气香特异，味苦、辛。

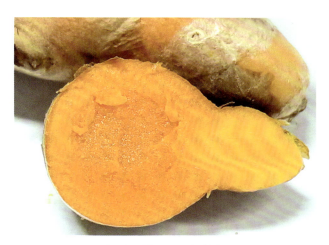

根茎切面，显示橙黄色

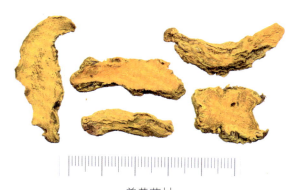

姜黄药材

以质坚实、断面金黄、香气浓厚者为佳。

药用

功能与主治： 破血行气，通经止痛。用于胸胁刺痛，胸痹心痛，痛经经闭，癥瘕，风湿肩臂疼痛，跌仆肿痛。

中成药原料： 姜黄是风痛安胶囊、康力欣胶囊、消石利胆胶囊等多种中成药的原料之一。

食用

姜黄粉在南亚地区是常见的香料和食用色素，也是咖喱的主要配料之一。

1 炖煮	2 煮粥
取适量姜黄研磨成末后放入锅中，再加入牛奶，小火炖煮后取出饮用，有活血行气、祛风止痛之效。	将姜黄研为细末备用，大米淘净加水适量煮沸，加入姜黄，煮至粥状即可食用，可活血化瘀、行气止痛。

附

姜科植物温郁金（*Curcuma wenyujin* Y.H. Chen et C. Ling）的根茎于冬季茎叶枯萎后采挖，洗净，除去须根，趁鲜纵切厚片，晒干，被称为"片姜黄"，来源异于姜黄，两者应加以区分。

㉓ 南姜

南姜俗称"芦苇姜、大高良姜、大良姜",来源于姜科植物红豆蔻〔*Alpinia galanga*（ニ.）Willd.〕的根茎。冬季采挖,除去茎叶及杂质,洗净,切段或切片晒干。为香辛调味料,"五香粉"原料之一。其成熟果实入药称为"红豆蔻"。主要栽培于云南、广西、广东等省区。

植物特征

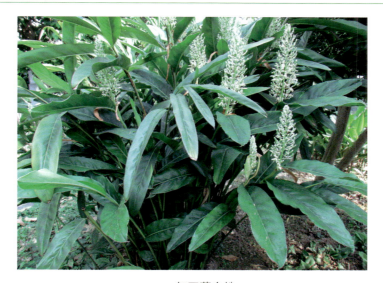

红豆蔻全株

1　多年生草本,根茎块状,稍有香气,棕红色并有辣味。

2　叶长圆形或宽披针形,两面无毛或背面有长柔毛,叶舌近圆形。

3　圆锥花序顶生,直立,多花,花序轴上密生绒毛,花绿白色,有异味。

4　果长圆形,熟时棕色或枣红色,质薄,不开裂,手捻易破碎。

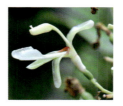

花

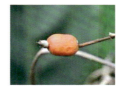

果

1　呈圆柱形，有分枝。

2　表面红棕色或暗紫色，有波浪形淡黄色叶痕形成的环节，具纵皱纹。

3　质坚韧，不易折断，断面灰棕色或红棕色，纤维性，皮部占 2/3，内皮层明显，维管束星点明显，木部与皮部分离。

4　气芳香，味辛辣。

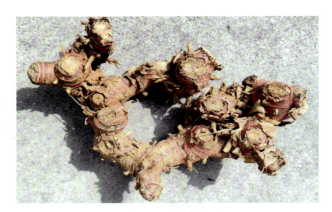

南姜新鲜药材

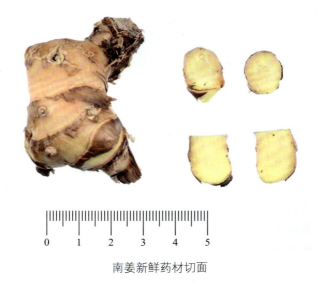

南姜新鲜药材切面

药材品质

以质坚实、分枝少、红棕色、气味浓者为佳。

用途

药用

功能与主治： 温胃散寒，行气止痛。用于胃脘冷痛，伤食吐泻。

食用

南姜常用于卤料，具有去腥增香提味的作用；是潮汕地区不可缺少的食材，潮汕传统小吃橄榄糁最重要的佐料；街头的一碗牛杂粿条也会撒上一缕南姜末调味。

南姜蒸鸡

鸡1只，姜、胡椒粉、南姜末、食盐、葱白、香油适量。鸡洗净后剖开肚子，食盐和胡椒粉均匀抹开腌制15分钟，姜片塞进鸡肚中，并在表面将南姜末抹均匀，盖上保鲜膜，大火蒸10分钟改小火再蒸20分钟，熟后打开保鲜膜，将切细的葱白撒在上面，淋上香油即可。

附

红豆蔻具有散寒燥湿，醒脾消食。用于脘腹冷痛，食积胀满，呕吐泄泻、饮酒过多。

南姜的原植物来源还有争议，山姜属中的多种植物根茎作南姜食用。

24 天麻

天麻俗称"赤箭、定风草、水洋芋",来源于兰科植物天麻（*Gastrodia elata* Bl.）的块茎;立冬后至次年清明前采挖,立即洗净,蒸透,敞开低温干燥。冬采者称为"冬麻",质量较优;春采者称为"春麻"。天麻药膳是调理头晕的佳品,李时珍认为"补益上药,天麻为第一"。其生于疏林下,林中空地、林缘,灌丛边缘;栽培为主,主产于云南、安徽、贵州、陕西、河南、湖北等省区。

植物特征

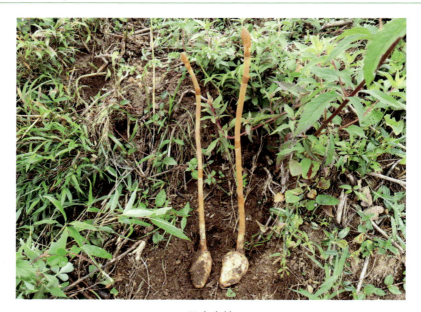

天麻全株

1. 根状茎肥厚,椭圆形至近哑铃形,肉质,具较密的节,节上被许多三角状宽卵形的鞘。
2. 茎直立,橙黄、灰棕或蓝绿色,无绿叶,下部被数枚膜质鞘。
3. 总状花,花扭转,橙黄、淡黄、蓝绿或黄白色,近直立。
4. 蒴果倒卵状椭圆形。

块茎

1 呈椭圆形或长条形，略扁，皱缩而稍弯曲。
2 表面黄白色至黄棕色，有多轮潜伏芽排列而成的横环纹，偶见棕褐色菌索。
3 顶端有红棕色至深棕色鹦嘴状的芽或残留茎基，另端有圆脐形瘢痕。
4 质坚硬，不易折断，断面角质样。
5 气微，味甘。

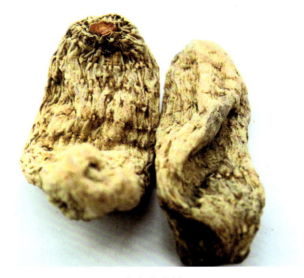

天麻完整药材

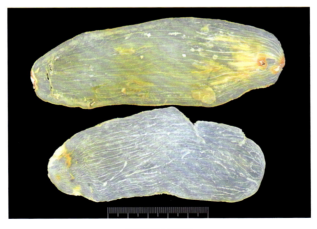

天麻药材饮片

以色黄白、半透明、肥大坚实者为佳。

用途

🌿 药用

功能与主治：息风止痉，平抑肝阳，祛风通络。用于小儿惊风，癫痫抽搐，破伤风，头痛眩晕，手足不遂，肢体麻木，风湿痹痛。

中成药原料：天麻为天麻丸、半夏天麻丸、全天麻胶囊、天麻首乌片、强力天麻杜仲丸、天麻头风灵胶囊（片）等多种中成药的原料之一。

🍲 食用

天麻为药膳食疗的常用之品，鲜天麻口感回甜，可凉拌、炒菜。

1 山药天麻炖鸡

鸡1只，枸杞子5~10克，天麻30克，红枣、香菇、生姜、山药适量。鸡肉洗净后，放入锅中，冷水大火焯烫，水开1~2分钟后鸡肉捞出用冷水洗净；鸡肉加冷水入锅，加入枸杞子、天麻、红枣、香菇和生姜。加适量水大火煮开，后转小火煮约40分钟；山药去皮，切小块放进锅里，大火煮开后转小火约10分钟，用筷子戳山药块能轻易戳穿即可，放入调味料。

2 天麻鱼头汤

鱼头1个，天麻片35克，茯苓20克，枸杞子、生姜、食盐、胡椒粉适量。鱼头去鳃，从中间劈开剁成块，冲洗干净，焯水；天麻片、茯苓、枸杞子洗净；鱼头与天麻片、茯苓、姜片放入砂锅内，加水适量，大火煮开，撇去浮沫；再放入枸杞子，改用小火煲约1小时，放食盐、胡椒粉调味即可。具有滋阴潜阳、平肝息风的作用，可用于调理头晕。

第二部分
茎木类、皮类、叶类与花类

1 肉桂

　　肉桂俗称"筒桂、玉桂、桂皮"，来源于樟科植物肉桂（*Cinnamomum cassia* Presl）的树皮；于清明节前后剥取，阴干。其嫩枝、叶、幼嫩果实及花萼亦可入药，分别称为"桂枝""肉桂叶""桂丁"；干燥枝、叶经水蒸气蒸馏提取的挥发油称为"肉桂油"；根据不同的加工方式，商品规格又可分"官桂""企边桂""板桂""烟桂"等。广泛用作香辛调料。栽培品种，主要栽培于广东、广西、福建等省区。

植物特征

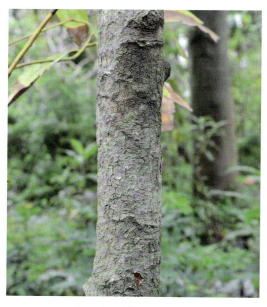

树干

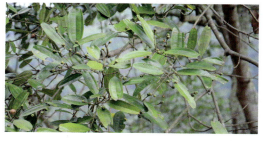

枝叶

◆ 肉桂 ◆

1　乔木；树皮灰褐色。当年生枝条略四棱形，黄褐色，具纵向细条纹，密被短绒毛。

2　叶互生或近对生，革质，边缘软骨质，内卷，上面绿色，有光泽，无毛，下面淡绿色，离基三出脉。

3　圆锥花序腋生或近顶生；花白色。

4　果椭圆形，成熟时黑紫色，无毛；果托浅杯状。

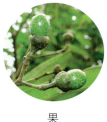

果

1 呈槽状或卷筒状。

2 外表面灰棕色，稍粗糙，有不规则细皱纹和横向突起皮孔，有的可见灰白色斑纹；内表面红棕色，划之显油痕。

3 质硬而脆，易折断，断面不平坦，外层棕色而较粗糙，内层红棕色而油润，两层间有1条黄棕色的线纹。

4 气香浓烈，味甜、辣。

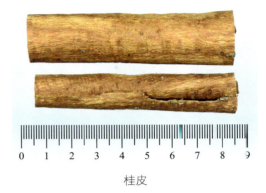

桂皮

药材品质

以外皮细致，肉厚，体重，断面紫红色，油性大，香气浓，味甜、微辛，嚼之无渣者为佳。

用途

药用

功能与主治：补火助阳，引火归元，散寒止痛，温通经脉。用于阳痿宫冷，腰膝冷痛，肾虚作喘，虚阳上浮，眩晕目赤，心腹冷痛，虚寒吐泻，寒疝腹痛，痛经经闭。

中成药原料：肉桂为桂附地黄丸、金匮肾气丸、右归丸、桂枝茯苓丸、木香理气丸、温胃降逆颗粒、桂附地黄口服液、活络丸、滋肾丸、开郁舒肝丸、清心滚痰丸等多种中成药的原料之一。

食用

肉桂具有特殊的芳香气味，是全球范围常用的调味料，十三香、五香粉等调味品均含有肉桂；肉桂油有着独特的辛烈、暖甜香气，常用于烟草、香水、饮料、酒等的调配。

1 肉桂炖羊肉

肉桂 15 克，羊肉 500 克，姜 3~5 片。先将羊肉洗净，焯水后捞出洗净并切块备用，姜洗净，切片；锅内加水适量，放入羊肉、姜片；大火烧开后，转小火烧煮，煮至羊肉熟烂；加入味料调味即可。

2 肉桂陈皮茶

肉桂 5 克，陈皮 5 克，水 500 毫升。肉桂磨粉放入杯中，陈皮加水煮沸后趁热冲入，盖焖 5 分钟即可饮服。

3 桂果煮羊肉

肉桂、草果各 10 克，陈皮 5 克，生姜 5 片，羊肉 500 克。先将羊肉洗净后切成小块，焯水备用。炒锅烧热下油，放入生姜、羊肉，爆香羊肉后将肉桂、草果一同放入锅中，加水 1000 毫升煮 30 分钟左右，调味即可。

4 肉桂粥

肉桂 20 克、粳米 50 克。先将肉桂洗净，粳米淘洗，一起放入锅中，加 1000 毫升水，急火煮开 5 分钟，改用小火煮 30 分钟，调味后即可食用。此粥可散寒止痛、温中助阳。

附

桂枝 来源于肉桂的干燥嫩枝。春、秋二季采收，除去叶，晒干，或切片晒干。具发汗解肌、温通经脉、助阳化气、平冲降气的功效。用于风寒感冒，脘腹冷痛，血寒经闭，关节痹痛，痰饮，水肿，心悸。

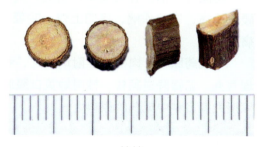

桂枝

② 桑叶

　　桑叶俗称"蚕叶、铁扇子"，来源于桑科植物桑（*Morus alba* L.）的叶；初霜后采收，除去杂质，晒干。其根皮、嫩枝、果穗均可入药，分别称为"桑白皮""桑枝""桑椹"。桑叶、桑椹均为药食同源之品。栽培品种，主要栽培于四川、贵州、广东、广西等省区。

植物特征

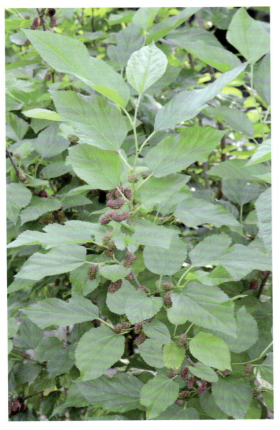

桑全株

◆ 桑 ◆

1. 乔木或灌木；树皮厚，具不规则浅纵裂；冬芽红褐色，芽鳞覆瓦状排列。
2. 叶卵形或广卵形，边缘锯齿粗钝，有时叶为各种分裂，表面鲜绿色，无毛；叶柄具柔毛。
3. 花单性，腋生或生于芽鳞腋内，与叶同时生出；花序下垂，被毛。
4. 聚花果卵状椭圆形，成熟时红色或暗紫色。

花

1　多皱缩、破碎。完整者有柄，展平后卵形或宽卵形。
2　边缘有锯齿或钝锯齿，有的不规则分裂。上表面有小疣状突起；下表面叶脉突出，小脉网状，脉上被疏毛，脉基具簇毛。
3　质脆。
4　气微，味淡、微苦涩。

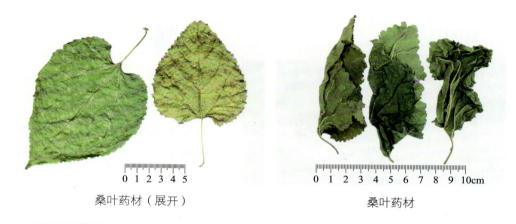

桑叶药材（展开）　　　　　　　桑叶药材

药材品质

以叶大、色黄绿者为佳。

用途

🌿 **药用**

功能与主治： 疏散风热，清肺润燥，清肝明目。用于风热感冒，肺热燥咳，头晕头痛，目赤昏花。

中成药原料： 桑叶为止咳胶囊、伤风止咳糖浆、桑麻口服液、润燥止痒胶囊、风热感冒冲剂、扶正养阴丸、桑菊感冒冲剂、桑菊银翘散、小儿咳嗽宁糖浆、夏桑菊颗粒、加味感冒丸等多种中成药的原料之一。

🍲 **食用**

桑叶是植物之王，有"人参热补，桑叶清补"的说法，富含人体 17 种氨基酸、粗蛋白、粗脂肪，不仅是国家卫生健康委员会确认的"药食同源"植物，还被世界卫生组织列入"人类 21 世纪十大保健食品"之一，是绿色新食品资源。

1 桑叶鲫鱼汤

鲫鱼 400 克，新鲜嫩桑叶 300 克，生姜 4 片，葱 2 段。新鲜嫩桑叶用食盐水浸泡 30 分钟，洗净；葱洗净切段。鲫鱼宰杀清洗干净后沥干水，煎锅用中火热油后加入姜片，稍炒后放入鲫鱼，小火将鲫鱼两边煎至金黄后加适量水，大火煮开后改小火煮 30 分钟，加入新鲜桑叶、葱段后大火再煮开，加入适量味料调味即可。

2 桑叶润肺汤

桑叶 20 克，南杏仁 10 克，北杏仁 10 克，川贝 3~5 克，蜜枣 2 颗，加水煮开 30 分钟，准备猪肺 250~500 克，洗干净猪肺，切件，焯水，然后加入汤中一起煮 20 分钟，加适量味料调味即可。

3 桑杞决明粥

桑叶 6 克，枸杞子 15 克，决明子 15 克，粳米 150 克，冰糖适量。先将桑叶、决明子洗净，用干净纱布包好，扎紧袋口。枸杞子洗净，粳米淘洗并浸泡 1 小时。将包好的桑叶、决明子放入锅中，加适量水煎煮。捞出纱布包，将枸杞子、粳米加入汤汁中，一起煮成粥。最后加入适量冰糖调味即可。

附

桑椹 为桑科植物桑的果实。具有滋阴补血、生津润燥的功效。用于肝肾阴虚，眩晕耳鸣，心悸失眠，须发早白，津伤口渴，内热消渴，肠燥便秘。新鲜桑椹常作为水果食用。

③ 荷叶

荷叶俗称"莲叶、芙蓉、荷"，来源于睡莲科植物莲（*Nelumbo nucifera* Gaertn.）的叶；夏、秋二季采收，晒至七八成干时，除去叶柄，折成半圆形或折扇形，干燥。其花、蕊、蓬、子、叶、茎及根均可入药，有着"一莲出九药"的说法，其中荷叶、莲子、莲藕均为药食同源之品。栽培品种，主产于湖南、湖北、江西、浙江、山东等省区。

植物特征

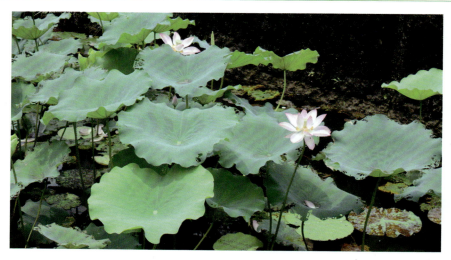

莲全株

1　根状茎横生，肥厚，节间膨大，内有多数纵行通气孔道，节部缢缩。

2　叶圆形，盾状，全缘，上面光滑，具白粉，下面叶脉从中央射出。

3　叶柄粗壮，圆柱形，中空，散生小刺。

4　花梗和叶柄近等长，散生小刺；花瓣红色、粉红色或白色；花药条形，花丝细长，着生在花托（莲房）之下。

5　坚果卵形，果皮革质，坚硬，熟时黑褐色；种子（莲子）卵形，种皮红色或白色。

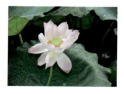

花

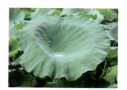

叶

1 呈半圆形或折扇形，展开后呈类圆形，全缘或稍呈波状。
2 上表面深绿色或黄绿色，较粗糙；下表面淡灰棕色，较光滑，粗脉自中心向四周射出，中心有突起的叶柄残基。
3 质脆，易破碎。
4 稍有清香气，味微苦。

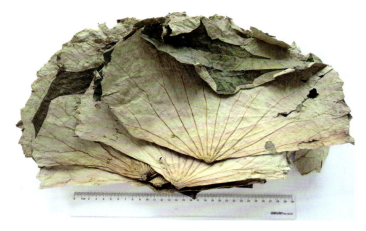

荷叶药材

药材品质

以叶大、整洁、色绿者为佳。

用途

 药用

功能与主治： 清暑化湿，升发清阳，凉血止血。用于暑热烦渴，暑湿泄泻，脾虚泄泻，血热吐衄，便血崩漏。

中成药原料： 荷叶为脂脉康胶囊、血脂宁丸、荷丹片、十灰散、荷叶丸、通脉降脂片、枳术颗粒等多种中成药的原料之一。

🍲 **食用**

《本草纲目》记载"荷叶服之，令人瘦劣"，作为保健茶饮有着悠久历史，可清热解暑，深受人们的喜爱。

1 荷叶饭

荷叶 15 克，陈皮 6 克，粳米 150 克。米洗净，加入适量水煮，快熟时，在饭上放上洗好的荷叶、陈皮，蒸至饭熟即可。粳米益脾养胃，荷叶开胃升清，陈皮健胃理气。用于脾胃不和、少食腹泻。

2 清暑荷叶饮

荷叶 15 克，金银花 10 克，竹叶心 6 克。可直接沸水浸泡，代茶饮。荷叶清热祛暑，金银花、竹叶心清热除烦。可以缓解夏季的暑热烦渴。

3 冬瓜荷叶汤

鲜荷叶 1 张，鲜冬瓜 500 克。鲜荷叶洗净切碎，冬瓜不去皮洗净，切块。锅内放入少许食用油，放入冬瓜，加少许食盐，加水煮开。水开后放入荷叶碎煮至冬瓜熟透即可。

4 荷叶山楂粥

鲜荷叶 2 张，山楂 50 克，大米 100 克，冰糖适量。山楂去核切片，荷叶切丝备用。锅内将水烧开，放入山楂片、荷叶丝。水开后放入大米煮熟，冰糖调味即可。

附

荷叶炮制品荷叶炭可收涩止血。用于出血症和产后血晕。

4 显齿蛇葡萄叶

显齿蛇葡萄叶俗称"藤茶、甜茶藤、白茶",来源于葡萄科植物大齿牛果藤 [*Nekemias grossedentata* (Hand.–Mazz.) J. Wen & Z. L. Nie] 的嫩枝叶;春至夏初采摘,晒干或烘干。其以加工成茶叶为主。主产于广东、广西、福建、湖南、贵州等省区。

植物特征

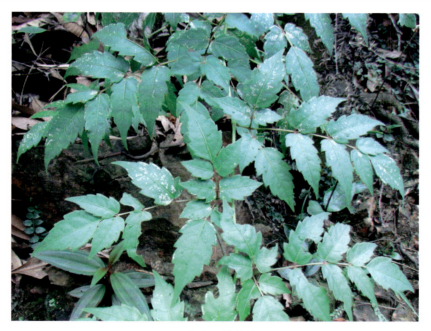

大齿牛果藤全株

1 木质藤本;小枝有明显纵棱纹;卷须 2 叉分枝,与叶对生。

2 叶一至二回羽状复叶,具粗锯齿,幼叶略带紫红色。

3 聚伞花序与叶对生;花小,黄绿色;花萼碟形;花瓣 5。

4 浆果近球形;种子倒卵圆形。

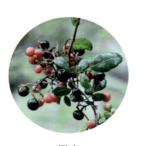

果实

1 茎略呈圆柱形，表面黄绿色至黄棕色，具纵棱；质脆，易折断。
2 叶皱缩卷曲，暗灰绿色，被有淡黄白色颗粒状物；完整叶片展开后长椭圆形、狭菱形、菱状卵形或披针形，边缘有锯齿，基部楔形。
3 气清香，味微甘、苦。

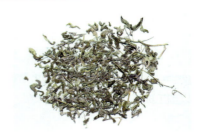

显齿蛇葡萄叶药材

药材品质

以嫩茎叶多、气清香者为佳。

用途

🌿 **药用**

　　功能与主治： 清热解毒，利湿消肿。用于感冒发热，咽喉肿痛，湿热黄疸，目赤肿痛，痈肿疮疖。

　　中成药原料： 显齿蛇葡萄叶为显齿蛇葡萄总黄酮含片等中成药的原料之一。

🍲 **食用**

　　市场多将显齿蛇葡萄叶开发成茶叶，此茶饮后先苦后甘，回味甘凉。又因其揉制烘干后呈白色，两广地区将其称为"藤茶"或"白茶"，福建地区称为"客家白茶"。

1　显齿大叶藤茶

　　藤茶 15~30 克，泡茶服。藤茶含黄酮类成分，尤其是蛇葡萄素，有保肝、抗肿瘤、抗菌、抗病毒、降血压、降血糖等作用。本品苦凉，入脾经，可清热利湿，适用于湿热内蕴之痢疾、泄泻、淋证等。

2　莓茶饮

　　茶壶冲泡莓茶用量，取莓茶 5~8 克，放入茶杯中，用沸水冲泡 5 分钟后，滤出茶水即可饮用。汤色黄绿，气清香，滋味微苦而回甜，回甘持久。

⑤ 白簕

　　白簕俗称"鹅掌簕、三加皮、三叶五加"，来源于五加科植物白簕［*Eleutherococcus trifoliatus*（Linnaeus）S. Y. Hu］的根或根皮，以及嫩枝叶。根和根皮于秋末叶落时至次春发芽前采挖根部，干燥；纵向剖开，剥取根皮，干燥；嫩叶全年可采收，鲜用或晒干。根和根皮入药，称为"三加皮"；嫩叶鲜用多作为蔬菜食用，晒干多加工成茶叶，其中广东恩平地区的"恩平簕菜"为中国国家地理标志农产品、全国名特优新农产品。栽培和野生均有，分布于我国南方各省区。

植物特征

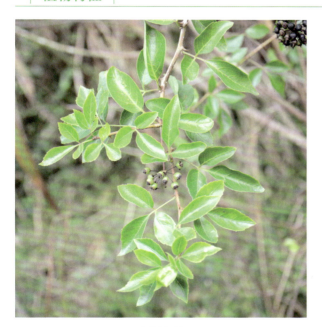

白簕全株

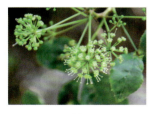

花

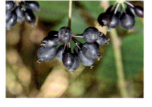

果实

◆ 白簕 ◆

1　灌木；枝软弱铺散，新枝黄棕色，疏生下向刺，刺基部扁平，先端钩曲。

2　三出复叶，部分叶柄有刺，小叶片纸质，边缘有细锯齿或钝齿，两侧小叶片基部歪斜。

3　伞形花序组成顶生复伞形花序或圆锥花序，花梗纤长，花黄绿色，花瓣5，开花时反曲。

4　果实扁球形，黑色。

◆ **根** ◆

1 呈圆柱形，弯曲，表面淡灰色至灰褐色，稍粗糙，有细纵沟及皱纹。
2 质坚实，皮较薄，可折断，断面平整，外围一层皮部灰色，木部黄白色。
3 气微香，味微辛、微苦、涩。

◆ **根皮** ◆

1 呈不规则长条形，多扭曲，有的断裂成碎片，内表面灰褐色，有细纵纹。
2 气微辛，味微苦、涩。

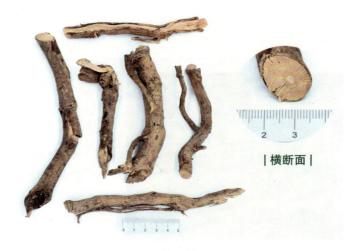

| 横断面 |

白簕药材

药材品质

以根粗、皮厚、气微香、不带地上茎者为佳。

用途

🌿 **药用**

功能与主治：祛风除湿，清热解毒，散瘀止痛。用于风湿痹痛，湿热痢疾，黄疸。外用治疮痈肿毒，跌打损伤，皮肤湿疹。

食用

　　新鲜嫩枝叶作白簕菜食用，甘凉爽口，带有清香微苦，是广东恩平地区传统食用的野菜，常用于煮汤、清炒、凉拌，以及制作糕点、蛋饼等。此外，还可深加工制茶。

1　簕菜鲫鱼汤

　　鲫鱼1条，簕菜500克，生姜、食盐、油适量。簕菜、姜洗净，姜切片；鲫鱼除去内脏，洗净；锅中下油、姜片煎香，鲫鱼小火煎至两面金黄后加入适量水，煮开后加入簕菜，簕菜变色后加食盐调味即可。具有清热祛火的作用。

2　猪杂簕菜汤

　　猪杂（猪肝、粉肠、瘦肉）300克、簕菜100克，生姜、食盐、胡椒粉、油、生粉适量。生姜洗净切丝；猪杂洗净，切好，与生姜丝、食盐、胡椒粉、油和生粉搅拌均匀；锅中放入适量水，煮开后放入猪杂，并搅散，煮开后放入簕菜，大火烧开后加入食盐调味即可。可开胃、清热解毒。

6 苦丁茶

苦丁茶又名"苦灯茶、大叶茶"，来源于冬青科植物扣树（*Ilex kaushue* S. Y. Hu）的叶。夏秋季采摘，晾干或晒干。生于沟谷或山坡疏林中，也有栽培。主要分布于湖北、湖南、广东、广西等省区。

植物特征

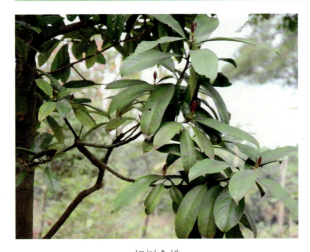

扣树全株

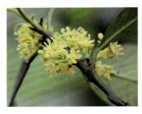

花

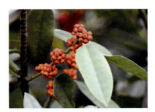

果

1 常绿大乔木，小枝被微柔毛。

2 叶长圆形或长圆状椭圆形，先端尖或短渐尖，基部楔形，具重锯齿或粗锯齿；叶柄被微柔毛。

3 雄花序为聚伞状圆锥花序或假总状花序，生于当年生枝叶腋；花梗疏被微柔毛；雄蕊短于花瓣；不育子房卵圆形。

4 果序被柔毛或脱落无毛；果球形，直径0.9~1.2厘米，熟时红色，宿存柱头脐状；分核4，长圆形，背部具网状条纹及沟，侧面多皱纹及洼点，内果皮石质。

药材经验鉴别

1 叶片长圆状椭圆形，边缘有锯齿，主脉于上表面凹下，疏被微柔毛，于下表面凸起；侧脉14~15对，两面显著，在叶缘附近网结，细脉网状，两面密而明显；叶柄上面具浅沟槽，被柔毛。

2 叶片厚硬、革质，青黄色或青灰色。

3 气微，味苦、微甘。

药材品质

以色绿、完整者为佳。

用途

🌿 药用

功能与主治：疏风清热，除烦止渴。用于风热头痛，齿痛，目赤，聤耳，口疮，热病烦渴，泄泻，痢疾。

中成药原料：苦丁茶为清火养元胶囊（片）等中成药的原料之一。

🍵 食用

苦丁茶不具有毒性，泡茶喝具有清热明目的功效，可以缓解头痛的症状，苦丁茶中还含有其他的营养物质，对减肥也有一定的功效。

1 苦丁蜂蜜水	2 葛花茶
用纱布裹 10 克苦丁茶放入茶杯内，开水冲泡。然后放置一会儿，等水温变凉些后，加入一汤匙蜂蜜，搅拌均匀备用。每次含漱苦丁蜂蜜茶 2~3 分钟，尽量让茶水接触到咽喉，有益于滋润咽喉。	葛花 15 克，丹参 10 克，苦丁茶 4~5 片。加水适量，煮沸后小火煮 30 分钟，取汁当茶饮。适用于长期酗酒、湿瘀互结者。

附

市场上有以枸骨、大叶冬青的嫩叶作"苦丁茶"。

大叶冬青 为广东习用品，来源于冬青科植物大叶冬青的嫩叶。植物形态与苦丁茶冬青相似，但全株无毛，且果较小。可散风热，清头目，除烦渴。用于肾虚耳鸣，头痛，齿痛，目赤，咯血，热病烦渴，痢疾。

7 布渣叶

布渣叶俗称"破布叶、烂布渣",来源于锦葵科破布叶(*Microcos paniculata* L.)的叶;夏、秋二季采收,除去枝梗和杂质,阴干或晒干。岭南地区常见的凉茶原料。野生或栽培,主要分布于广东、广西等省区。

植物特征

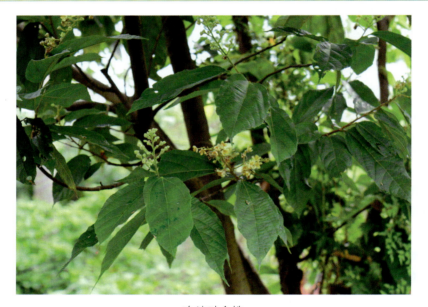

布渣叶全株

1 灌木或小乔木;树皮粗糙,嫩枝有毛。
2 叶薄革质,两面初时有极稀疏星状柔毛,以后变秃净,三出脉的两侧脉从基部发出,向上行超过叶片中部,边缘有细钝齿。
3 顶生圆锥花序,被星状柔毛;花瓣长圆形,淡黄色。
4 核果近球形或倒卵形。

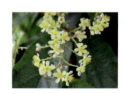

花

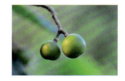

果实

1 多皱缩或破碎；完整叶展平后呈卵状长圆形或卵状矩圆形。
2 表面黄绿色或黄棕色；先端渐尖，基部稍偏斜，边缘具细齿；基出脉 3 条；具短柄，叶脉及叶柄被柔毛。
3 纸质，易破碎。
4 气微，味淡，微酸涩。

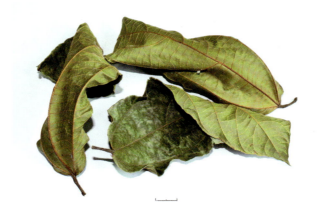

布渣叶药材

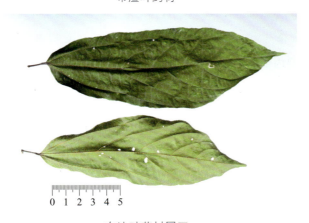

0 1 2 3 4 5

布渣叶药材展开

药材品质

以叶大、完整、色绿者为佳。

用途

药用

功能与主治： 消食化滞，清热利湿。用于饮食积滞，感冒发热，湿热黄疸。

中成药原料： 布渣叶为小儿夜啼颗粒、外感平安颗粒、肝舒胶囊、和中糖浆、胃肠宁颗粒、保儿安颗粒、胃肠宁片（冲剂）等多种中成药的原料之一。

食用

布渣叶在岭南地区被广泛用于煎茶作夏季饮料，具有解渴、开胃作用，在民间有"凉茶瑰宝"之称，是广东凉茶、六和茶、清热凉茶、广东凉茶颗粒、源吉林甘和茶、十味溪黄草颗粒等多种凉茶类中成药的原料之一。

1　五花加味茶

布渣叶、金银花、菊花、槐花、鸡蛋花各 10 克，木棉花 15 克。以上药物加适量水浸泡 10 分钟，大火煮沸后转小火煮 15 分钟即可。一天一剂，可分多次饮用。具有清热、解毒、祛湿的功效，可缓解喉咙干痛、咽喉发炎、面部痤疮、牙龈肿痛等症状。

2　布渣鸡内金茶

布渣叶、鸡内金各 10 克。将鸡内金稍冲洗后，加 2 碗水与布渣叶浸泡 10 分钟，大火煮沸后转小火煮 20 分钟即可，可代茶饮用。具有健胃消食的功效，可缓解消化不良所致的口臭、嗳气及食欲不振。

3　蜜刺布渣茶

布渣叶 50 克，山楂 25 克，蜜枣 4 颗。将原料全部放入煲中，加水 4~5 碗煲 30 分钟，去渣喝汤。男女老幼均可饮用，特别适合减肥人群。

❽ 紫苏叶

　　紫苏叶别名"赤苏、红苏、红紫苏"，来源于唇形科植物紫苏［*Perilla frutescens*（L.）Britt.］的叶（或带嫩枝）；夏季枝叶茂盛时采收，除去杂质，晒干。其种子、茎亦入药，称为"紫苏子""紫苏梗"。紫苏叶是日常餐桌常见的调味香料。全国各地均有分布，主产于广西、安徽、广东等省区。

植物特征

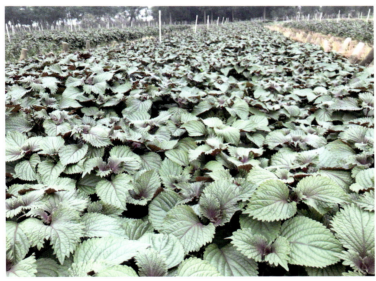

紫苏全株

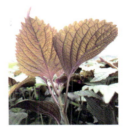

叶（背面）

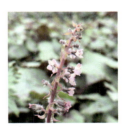

花

1　一年生草本，茎紫色、绿紫色或绿色，钝四棱形，具四槽，密被长柔毛。

2　叶对生；叶柄紫红色或绿色，被长节毛；叶阔卵形或圆形，两面绿色或紫色，或仅下面紫色，两面被柔毛，具粗锯齿。

3　轮伞花序，花序密被长柔毛；苞片、花萼外面腺点。

4　小坚果近球形，灰棕色或褐色，有网纹。

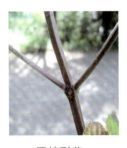

四棱形茎

1　多皱缩卷曲、破碎。
2　完整者展平后卵圆形，先端长尖或急尖，边缘具粗锯齿。
3　两面紫色或上表面绿色，下表面紫色，下表面有多数凹点状的腺鳞；叶柄紫色或紫绿色。
4　质脆；带嫩枝者，枝紫绿色，断面中部有髓。
5　气清香，味微辛。

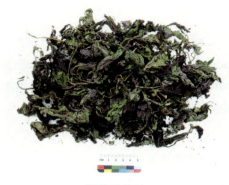

紫苏叶药材

药材品质

以色紫、完整、香气浓郁者为佳。

用途

🌿 药用

功能与主治： 解表散寒，行气和胃。用于风寒感冒，咳嗽恶心，妊娠呕吐，鱼蟹中毒。

中成药原料： 紫苏为杏苏止咳口服液、苏子降气丸、胃苏颗粒、藿香正气胶囊、宝咳宁颗粒、便秘通软膏、表实感冒颗粒、川贝止咳糖浆、参苏感冒片、紫苏降脂软胶囊、紫苏软胶囊、复方紫苏油软胶囊等多种中成药的原料之一。

🍲 食用

紫苏气味芳香，可提味增香、去腥，是常用的调味香料，鲜叶可用于做汤、饮料、酱料等。

1　姜苏茶

生姜2片，紫苏叶15克，红糖20克，加水适量煮沸后用小火煎20分钟，加入红糖，温服。可用于饮食不慎，鱼虾多食后出现的脘腹部疼痛，也可用于食积胃脘饱胀和胃寒。

2

紫苏焖鸭

鸭半只，新鲜紫苏叶30克，生姜、大蒜、生抽、蚝油、料酒适量。鸭洗净剁块，姜、蒜切片，紫苏叶洗净切粗丝。锅热油加入蒜、姜片爆香，加入鸭肉翻炒至表面无血水渗出后，依次加入料酒、生抽、蚝油，继续翻炒均匀至水干后加开水没过鸭肉，盖上盖子焖至汤汁将干，加入紫苏叶翻炒均匀后焖至收汁即可。食用可补充营养，增进食欲。

3

苏白豆芽鱼头汤

鱼头1个，鲜紫苏叶、白芷、黄豆芽、生姜适量。鱼头洗净，切成两半，稍煎香，放入瓦锅，同时放入白芷、生姜，加水适量，大火煮开15分钟。加入鲜紫苏叶、黄豆芽，小火煮开，加味料调味即可。此汤气芳香浓郁，味道鲜甜，有驱风散寒、止痛的作用。

4

紫苏陈皮饮

紫苏叶15克，陈皮12克，白扁豆15克，红糖适量。将紫苏叶、陈皮、白扁豆分别洗净，陈皮和白扁豆放入砂锅内，加水适量，大火煮沸后改小火煮15分钟，加入紫苏叶，再煮3分钟，纱布过滤取汁，加入红糖调味。可宽中理气、祛湿止泻。适于胸胁不舒、胃中胀满、大便溏薄的人群食用。

附

紫苏梗 为紫苏的茎，秋季果实成熟后采割，除去杂质，晒干，或趁鲜切片，晒干。可理气宽中，止痛，安胎。用于胸膈痞闷，胃脘疼痛，嗳气呕吐，胎动不安。

苏子 为紫苏的成熟果实，秋季果实成熟时采收，除去杂质，晒干。可降气化痰，止咳平喘，润肠通便。用于痰壅气逆，咳嗽气喘，肠燥便秘。

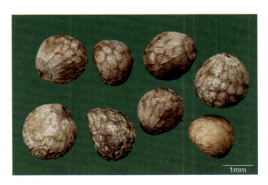

苏子（展示网纹）

9 艾叶

艾叶俗称"艾草、炙草、蕲艾",来源于菊科植物艾(*Artemisia argyi* Lévl. et Vant.)的叶;夏季花未开时采摘,除去杂质,晒干。其嫩苗可作菜蔬或腌制酱菜。野生或栽培;野生品种广泛分布于河南、湖北、福建、江西、湖南、广东、广西、贵州等省区;主要栽培于河南、湖北、广东、广西等省区。

植物特征

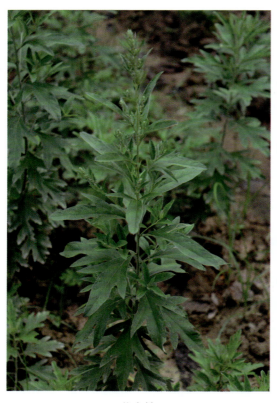

艾全株

1 草本,具浓烈香气;茎褐色,纵棱明显;茎、枝均被蛛丝状柔毛。

2 叶厚纸质,上面被灰白色短柔毛,并有白色腺点与小凹点,背面密被灰白色蛛丝状绒毛;叶一至二回羽状分裂,常第一回全裂或深裂,第二回为深或浅裂齿或为粗锯齿;花期叶均萎谢。

3 头状花序卵形。

4 瘦果长圆形或倒卵形。

药材经验鉴别

1. 多皱缩、破碎，有短柄。
2. 完整叶片展平后呈卵状椭圆形，羽状深裂，裂片椭圆状披针形，边缘有不规则的粗锯齿；上表面有稀疏的柔毛和腺点；下表面密生灰白色绒毛。
3. 质柔软。
4. 气清香，味苦。

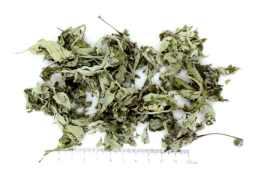

艾叶药材

药材品质

以叶下表面灰白色、绒毛多、香气浓郁者为佳。

用途

🌿 药用

功能与主治： 温经止血，散寒止痛；外用祛湿止痒。用于吐血，衄血，崩漏，月经过多，胎漏下血，少腹冷痛，经寒不调，宫冷不孕；外治支肤瘙痒。

中成药原料： 艾叶为艾附暖宫丸、安胎益母丸、艾叶油（软）胶囊、柏艾胶囊、百艾洗液、白花蛇膏、保胎丸、保胎无忧胶囊（片、散）、补血调经片、产妇康洗液等多种中成药的原料之一。

🍲 食用

"家有三年艾，郎中不用来"，说的就是艾草药食同源的功效，艾叶外洗能祛湿止痒，内服可开窍豁痰，化食开胃，民间常将艾叶与不同药材及食材调制成药膳食用。

> **1**
> **艾叶红糖水**
>
> 生姜5片，大枣5片，艾叶15克，红糖适量，水煎服。具有温经止痛的功效，可用于缓解女性痛经。

2 老母鸡艾叶汤

将鸡切成块放入锅中，放入 15 克艾叶一起炖煮，熟后喝汤吃肉。具有益气养血、健脾的功效，适用于气血不足的女性。

3 艾叶鸡蛋汤

鲜艾叶 100 克，鸡蛋 3 枚。艾叶洗净，切小段，沥干。热炒锅加入艾叶，炒去水分后，沿锅壁倒入适量油，再加入打散的鸡蛋液，煎至两面金黄，倒入适量开水，煮沸10 分钟，加食盐调味即可。具有温经止痛，散寒调经的功效，用于宫寒引起的痛经、月经不调、腹痛、崩漏等疾病。

4 艾糍（青团）

新鲜艾叶 100 克，糯米粉 200 克，豆沙 200 克，白砂糖 50 克，小苏打少许，黑芝麻适量。艾叶去柄洗净，开水加入小苏打，汆烫艾叶后捞起切小段，加适量水用榨汁机打成浆，加入干糯米粉和适量白糖水揉匀，分成小坯，包入豆沙馅料收口捏圆，粘上炒香的黑芝麻，旺火蒸 15 分钟即可。此品风味独特，有温肺暖脾、散寒除湿的功效。

附

民间常将五月艾（*Artemisia indica* Willd.）作为艾叶替代品使用，五月艾享有"中医之草"的美称，叶片在石臼中舂成绒状，用纸卷成圆柱状条状，可制成艾绒，供艾灸用。

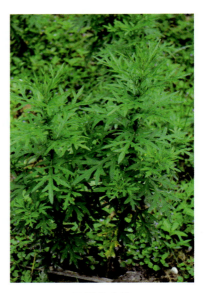

五月艾全株

⑩ 丁香

　　丁香别名"丁子香，支解香，公丁香"，来源于桃金娘科植物丁香蒲桃（*Eugenia caryophyllata* Thunb.）的花蕾；当花蕾由绿色转红时采摘，晒干。为常用的香辛调味料。原产于马来西亚、印度尼西亚等国家，以进口为主。国内栽培于广东、广西、海南、云南等省区。

植物特征

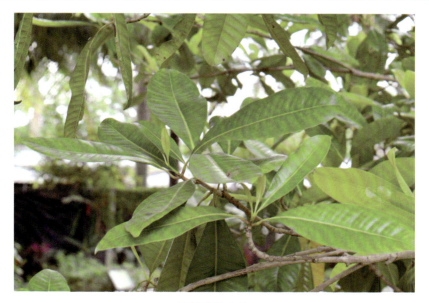

丁香蒲桃全株

1　常绿乔木。

2　叶对生，革质，全缘，密布腺点，长方卵形，基部狭窄下展成柄。

3　聚伞圆锥花序，花芳香，花萼肥厚，先绿色后变紫色，长管状；花冠白色，短管状；花柱粗厚，柱头不明显。

4　浆果红棕色，长方椭圆形，先端宿存萼片，种子长方形。

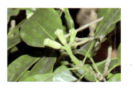

花蕾

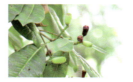

果实

1 略呈研棒状。
2 花冠圆球形，花瓣4，复瓦状抱合，棕褐色或褐黄色。萼筒圆柱状，红棕色或棕褐色，上部有4枚三角状的萼片，十字状分开。
3 质坚实，富油性。
4 气芳香浓烈，味辛辣、有麻舌感。

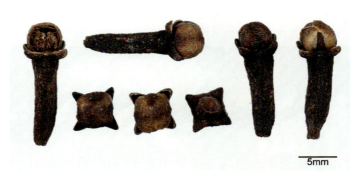

丁香药材

药材品质

以个大、粗壮、鲜紫棕色、香气强烈、油多者为佳（质坚实而重，放入水中即下沉，用指甲划之，可见油质渗出，闻之有浓烈的香气）。

用途

药用

功能与主治：温中降逆，补肾助阳。用于脾胃虚寒，呃逆呕吐，食少吐泻，心腹冷痛，肾虚阳痿。

中成药原料：丁香为安神补心六味丸、（奥松）肚痛泻丸、安神丸、爱维心口服液、槟榔十三味丸、痹通药酒、八味石灰华丸、八味檀香散、草果四味汤散等多种中成药的原料之一。

食用

丁香在医药、食品、化妆品等领域都有广泛应用，在用作中药使用之前，其已是家庭必备的调味香料。

1 丁香肉桂鸭

水鸭 500 克，丁香 5 克，肉桂 5 克，草豆蔻 5 克，陈皮 3 克，砂仁 3 克，生姜适量。丁香、肉桂、草豆蔻、陈皮、砂仁洗净，放入锅内加水煎取汤汁；水鸭剖净，去内脏、洗净剁块，用姜下油锅爆香水鸭，加入汤汁和调料焖至鸭肉熟烂即可。具有温中散寒、健胃止痛的功效，适用于呕吐、反胃、饮食减少以及溃疡并胃炎属脾胃虚寒等。

2 丁香温胃茶

丁香 3 克，砂仁 5 克，生姜 2 片。放入茶壶，开水浸泡代茶服用。或加水 300 毫升煎至 150 毫升，餐后服用。具有温中散寒、行气止痛、降逆止呕的功效，适用于因受凉后出现的胃脘冷痛、腹胀、呃逆及呕吐等症。

3 丁香草蔻粥

丁香、草豆蔻、肉桂各 5 克，干姜 5 片，粳米 50~100 克。将丁香、草豆蔻、肉桂、干姜研为细末，与粳米同煮成粥，可加白糖少许。祛寒温胃功效显著。

11 木棉花

木棉俗称"红棉、英雄树、攀枝花",来源于锦葵科植物木棉（*Bombax ceiba* Linnaeus）的花。是岭南地区常用的食疗药膳原料。其根皮、树皮亦可入药。栽培品种，主要栽培于广东、广西、贵州、云南等省区。

植物特征

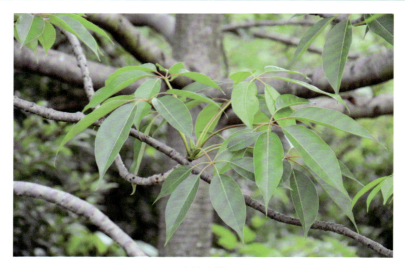

木棉全株

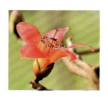

花

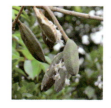

蒴果和果肉棉毛

1. 落叶高大乔木，树皮灰白色，幼树树干常有圆锥状粗刺。
2. 掌状复叶，全缘，两面均无毛。
3. 花单生枝顶叶腋，通常红色，有时橙红色；萼杯状，内面密被淡黄色短绢毛；花瓣肉质，两面被星状柔毛。
4. 蒴果长圆形，钝，密被柔毛；种子多数，倒卵形，光滑。

1 皱缩成团。花萼杯状，厚革质，顶端 3 或 5 裂，裂片钝圆形，反曲，外表面棕褐色，有纵皱纹，内表面被棕黄色短绒毛。

2 花瓣 5，外面浅棕黄色，密被星状毛，内面紫棕色，有疏毛。

3 雄蕊多数，基部合生呈筒状，最外轮集生成 5 束，柱头 5 裂。

4 气微，味淡、微甘、涩。

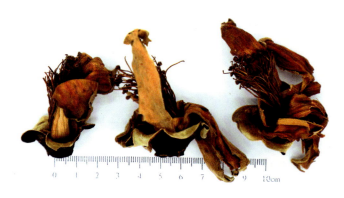

木棉花药材

药材品质

以花朵大、完整、色棕黄者为佳。

用途

🌿 **药用**

　　功能与主治：清热利湿，解毒，止血。用于泄泻，痢疾，痔疮出血。

　　中成药原料：木棉花为八味三香散、六和茶、跌打万花油、九味沉香胶囊、风湿塞隆胶囊、五花茶颗粒、三十一味松石丸、伤科万花油、沉香安神散、清热二十五味丸、八味沉香丸、顺气补心十一味丸、五花茶颗粒等多种中成药的原料之一。

🍲 **食用**

　　岭南地区气候湿热，民间常用木棉花与其他各种食材搭配制作药膳，以健脾祛湿。

1 五花茶

　　木棉花、菊花、槐花、鸡蛋花、金银花浸洗5分钟，后放入煲中，加适量水煮沸，改用小火煲20分钟，加入适量白糖调味即可。具有生津止渴、缓解暑热、清热祛湿的作用。

2 木棉花鸡蛋花糖水

　　干木棉花30克，鸡蛋花30克，鸡蛋3个。将木棉花、鸡蛋花洗净，把鸡蛋煮熟后去壳，再一同煮30分钟，加入少量糖进行调味。此汤具有祛湿解暑、健脾和胃、解肠胃湿热和强身健体的作用。

3 木棉花陈皮粥

　　干木棉花30克，陈皮10克，粳米100克。木棉花、陈皮洗净后，加水适量，煎煮30分钟，去渣留煎汁，粳米洗净后加适量水和煎汁煲粥。此粥具有健脾祛湿、凉血止血、润肺止咳的功效，适宜于年老气虚者。

4 木棉花瘦肉汤

　　干木棉花30克，薏苡仁80克，白扁豆10克，猪瘦肉300克，山药20克，生姜、食盐适量，洗净后，加水适量，蒸煮90分钟，调味即可。此汤适用于脾胃虚弱的患者食用，具有健脾、祛湿、和胃和强身健体的作用。

12 玫瑰花

　　玫瑰花俗称"徘徊花、刺玫花、笔头花"，来源于蔷薇科植物玫瑰（*Rosa rugosa* Thunb.）的花蕾；春末夏初花将开放时分批采摘，及时低温干燥。是花茶的常用原料。栽培品种，主要栽培于山东、江苏、浙江及广东等省区。

植物特征

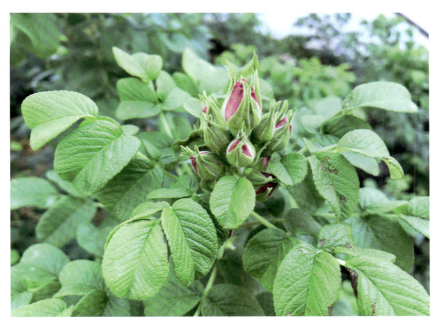

玫瑰全株

1　茎粗壮，丛生；小枝被绒毛，有针刺和腺毛，具直立或弯曲的皮刺，皮刺外被绒毛。

2　羽状复叶，褶皱，具尖锐锯齿，下面密被绒毛和腺毛；托叶贴生于叶柄。

3　花单生或数朵聚生，有柔毛，花瓣芳香，紫红色或白色。

4　果扁球形，砖红色，肉质，平滑，萼片宿存。

花

1. 略呈半球形或不规则团状。花托半球形，与花萼基部合生；萼片 5，披针形，被有细柔毛。
2. 花瓣多皱缩，展平后宽卵形，呈覆瓦状排列，紫红色，有的黄棕色。
3. 雄蕊多数，黄褐色；花柱多数，柱头在花托口集成头状。
4. 体轻、质脆。
5. 气芳香浓郁，味微苦涩。

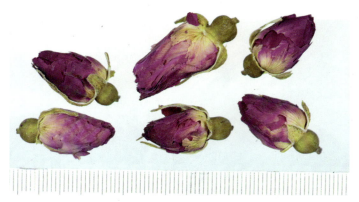

玫瑰花药材

药材品质

以完整、朵大、色紫、鲜艳、瓣厚、不露蕊、香气浓者为佳。

用途

🌿 药用

功能与主治： 行气解郁，和血，止痛。用于肝胃气痛，食少呕恶，月经不调，跌仆伤痛。

中成药原料： 玫瑰花为玫芦消痤膏、复方制金柑颗粒、轻身消胖丸、舒肝理气丸、肝郁调经膏、痛经灵颗粒、乳癖散结胶囊、避瘟散等多种中成药的原料之一。

🍲 **食用**

---

1 玫瑰菊花茶饮

菊花10克，玫瑰花5克，开水冲泡当茶饮，玫瑰偏温，且有疏肝理气、安神助眠的作用，菊花清热解毒、清肝明目；两者以2:1的质量配比入茶，有助清肝火，又不至于太寒凉。

---

2 玫瑰蜂蜜茶

玫瑰花15克，枸杞子15克，大枣3~5颗，蜂蜜适量。将玫瑰花、枸杞子、大枣放入杯中，加入开水，浸泡3~5分钟后，调入蜂蜜即可。有疏肝理气的功效，适合体质寒凉，夏季常有肝气不舒、胸闷烦躁症状的女性饮用。

---

3 三花茶

玫瑰花3克，茉莉花3克，鸡蛋花3克，大枣2个（去核）。将材料放入茶壶中，先用温水泡洗，加入热开水浸泡数分钟即可饮用。具有芳香颐神、升散郁结之效，有助于缓解疲劳、心烦易怒、食欲不振、口中不和等不适。

---

4 玫瑰养颜茶

玫瑰花10克，枸杞子10克，桂圆肉3~5枚，红枣1~2枚。玫瑰花、枸杞子、桂圆开水泡洗一遍，红枣洗净去核，置茶壶和茶盅，加开水200毫升，泡几分钟即可，可加冰糖或蜂蜜少许。有疏肝柔肝、养血活血、调经养颜的功效。

⑬ 鸡蛋花

鸡蛋花俗称"缅栀子、蛋黄花、大季花"，来源于夹竹桃科植物鸡蛋花（*Plumeria rubra Linn. cv. Acutifolia*）的花。广东地区常用作凉茶原料。商品多以东南亚进口为主。国内主要栽培于广东、广西、海南等省区。

植物特征

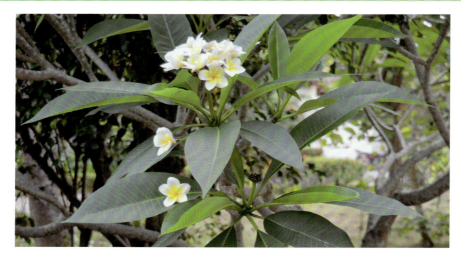

鸡蛋花全株

1 落叶小乔木，枝条粗壮，肥厚肉质，具丰富乳汁。

2 叶厚纸质，聚集枝上部，无毛，叶柄长。

3 聚伞花序，顶生，总花梗三歧，肉质，绿色；花梗淡红色，花萼5裂，卵圆形；花冠外面白里面黄。

4 蓇葖果双生，广歧，圆筒形；种子斜长圆形，扁平，先端具长圆形膜质翅。

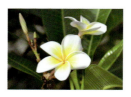

花

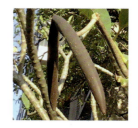

果

1 黄褐色至棕褐色，花冠 5 裂，多皱缩。

2 花冠下部边缘向左旋转覆盖合生成细管状，管内密被灰白色毛茸；花冠管基部生雄蕊 5 枚，花丝极短；雌蕊柱头裂片状。

3 气芳香，味淡、微苦。

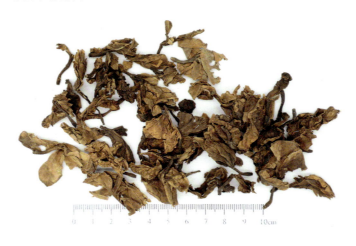

鸡蛋花药材

药材品质

以花完整、色黄褐、气芳香者为佳。

用途

药用

功能与主治：清热利湿，润肺解毒。用于湿热下痢，里急后重，肺热咳嗽。

中成药原料：鸡蛋花为五花茶颗粒（冲剂）等中成药的原料之一。

食用

鸡蛋花茶入口清淡、甘甜，是广东地区夏季解暑的佳品。

1 五花茶

鸡蛋花 30 克，菊花 10 克，槐花 15 克，干木棉花 30 克，金银花 30 克，土茯苓 50 克，薏苡仁 50 克。洗净，放入煲中加适量水，煎煮 30 分钟左右，加入适量冰糖调味。具有清热解毒、消暑利湿的功效，适用于治疗和预防炎热夏季湿热邪气侵犯人体导致的鼻塞流涕、肢体困重、咽喉疼痛和食欲不振的感冒症状者。同时具有夏季预防暑湿的作用。

2 鸡蛋花煲鸡蛋糖水

新鲜鸡蛋花、鸡蛋、冰糖、姜片适量。鸡蛋花洗净，鸡蛋、姜片放入锅中一起煮，熟后捞出鸡蛋剥壳；锅里加适量水，放入鸡蛋、冰糖大火煮开后，放入鸡蛋花煮至透明即可。具有清热养阴功效。

3 鸡蛋花肉饼

新鲜鸡蛋花 10 朵，陈皮 1 小瓣，梅花肉 200 克，油、食盐、生抽适量。鸡蛋花洗净，取花瓣，剁碎备用。陈皮浸泡软后，刮去白囊，切碎。梅花肉剁成肉泥，与鸡蛋花瓣、陈皮碎搅拌，加入油、食盐和生抽调味，水开后上锅蒸 15 分钟即可。

附

常见园林绿化栽培品红鸡蛋花（*Plumeria rubra* Linn.），其花鲜红色，枝叶青绿色，树形美观，一般不做药用或食用。

14 金银花

　　金银花俗称"银花、双花、二花"，来源于忍冬科植物忍冬（*Lonicera japonica* Thunb.）的花蕾或待初开的花；夏、秋花开放前采收，干燥。为清热解毒上乘之品，是凉茶常用原料。其藤茎、叶亦可入药。野生或栽培，野生品全国大部分省区均有分布，主要栽培于山东、河南、河北、甘肃等省区。

植物特征

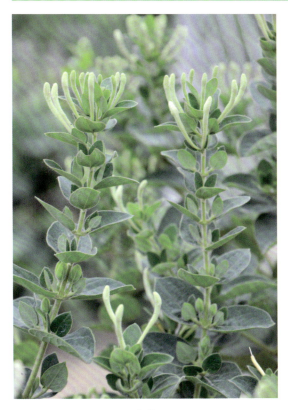

全株

1 半常绿藤本；幼枝红褐色，密被糙毛、腺毛和短柔毛。

2 叶纸质，有糙缘毛，叶柄密被短柔毛。

3 总花梗单生于叶腋，密被短柔毛；苞片大，叶状，可见短柔毛；花萼外面和边缘均有密毛；花冠白色，唇形。

3 果实圆形，熟时蓝黑色，有光泽。

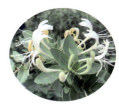

花

1 呈棒状，上粗下细，略弯曲。
2 表面黄白色或绿白色（贮久色渐深），密被短柔毛；偶见叶状苞片。
3 花萼绿色，先端5裂，裂片有毛。开放者花冠筒状，先端二唇形；雄蕊5，附于筒壁，黄色。
4 气清香，味淡、微苦。

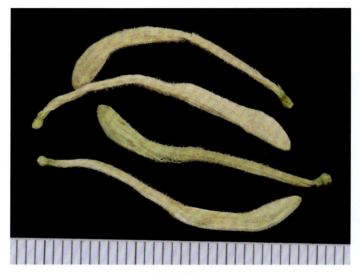

金银花药材

药材品质

以花蕾大、未开放、色黄白、肥大、香气浓者为佳。

用途

🌿 药用

功能与主治： 清热解毒，疏散风热。用于痈肿疔疮，喉痹，丹毒，热毒血痢，风热感冒，温病发热。

中成药原料： 金银花为三清胶囊、肾安胶囊、脂欣康颗粒、银花芒果颗粒、三黄清解片、牛黄清感胶囊、小儿柴芩清解颗粒等多种中成药的原料之一。

🍲 食用

金银花为清热解毒佳品，用其代茶饮是夏季清热解暑的佳品，已开发成金银花露、银菊饮、银花薄荷饮等保健饮料。

1 金银花露

金银花 50 克，水 500 毫升，冰糖适量。将金银花在水中浸泡半小时后，煎煮 30 分钟，滤出汤汁，加冰糖，搅匀化开后饮用。具有清热解暑的功效，对于缓解暑热口渴及小儿痱疹等都有不错的效果，但因金银花性寒，脾胃虚寒者忌饮。

2 银花莲子汤

金银花 30 克，莲子 50 克。金银花煮水，去渣后煮莲子。食用时可加冰糖适量。可清热解毒，健脾止泻。适合因热毒内扰大肠引起的暴泻、痢疾，里急后重并伴有发热、肛灼、心烦者，皆可食用。

3 金银花瘦肉粥

金银花 5 克，糯米 50 克，猪瘦肉 40 克，食盐、料酒适量。糯米洗净并浸泡 2 小时。猪瘦肉洗净切碎，用食盐及料酒腌制 15 分钟。砂锅中加适量水，煮开后加入金银花，炖煮 10 分钟。捞出金银花，砂锅中加入糯米并炖煮 40 分钟，最后加入腌好的猪瘦肉，炖煮 8 分钟左右并加入适量调味料即可。具有清热解毒的功效，在夏季食用可防暑降温，预防热伤风。

4 银花梨藕汤

金银花 15 克，生梨 250 克，鲜藕 200 克，白糖适量。梨、藕去皮，切片。金银花挑净后，水煮取汁。切好的梨、藕加入金银花汁，炖煮 30 分钟，煮熟后加入适量白糖即可。有清热解毒、生津化痰之功，对于内热较盛导致的咽痛、疮肿等具有一定疗效。由于食材寒凉，脾胃虚寒者不宜饮用。

附

2002 年原卫生部公布的《既是食品又是药品的物品名单》中含有"金银花"，当时所执行的 2000 版《中国药典》中，"金银花"来源为忍冬（*Lonicera japonica* Thunb.）、红腺忍冬（*Lonicera hypoglauca* Miq.）、山银花（*Lonicera confusa* DC.)、毛花柱忍冬（*Lonicera dasystyla* Rehd.），"金银花"和"山银花"二者未分开，2005版《中国药典》才将"金银花"与"山银花"分开单列，因而"山银花"也应为药食同源之品。

山银花来源于忍冬科植物灰毡毛忍冬（*Lonicera macranthoides* Hand.-Mazz.）、菰腺忍冬（红腺忍冬）（*Lonicera hypoglauca* Miq.）、华南忍冬（*Lonicera confusa* DC.）或大花忍冬（黄褐毛忍冬）[*Lonicera macrantha*（D. Don）Spreng.]的花蕾或待初开的花。其功效作用与金银花一致。

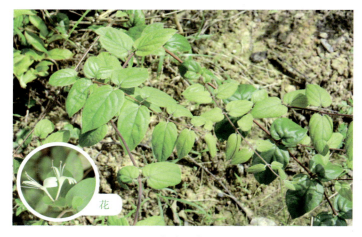

华南忍冬

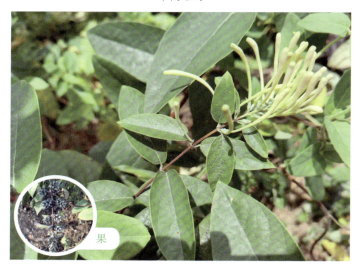

灰毡毛忍冬

15 菊花

菊花俗称"药菊、秋菊、茶菊",来源于菊科植物菊(*Chrysanthemum morifolium* Ramat.)的头状花序。9~11 月花盛开时分批采收,阴干或焙干,或熏、蒸后晒干。药材按产地和加工方法不同,可分为"亳菊""滁菊""贡菊""杭菊""怀菊"。栽培品种,主要栽培于浙江、安徽、河南、山东等省区。

植物特征

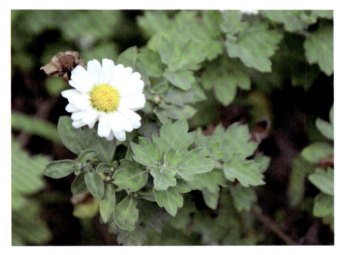

杭白菊

1 多年生草本,茎直立,被柔毛。

2 叶卵形至披针形,羽状浅裂或半裂,有短柄,下面被白色短柔毛。

3 头状花序直径 2.5~20 厘米,大小不一;总苞片多层,外层被绒毛,叁形,边缘膜质;舌状花颜色各异;管状花黄色。

药材经验鉴别

1 亳菊:呈倒圆锥形或圆筒形,有时稍压扁呈扇形。总苞碟状;总苞片草质,黄绿色或褐绿色,外被柔毛,边缘膜质。舌状花类白色,劲直,上举,散生金黄色腺点;管状花被舌状花隐藏,位于中央,黄色。瘦果不发育。体轻,质柔润,干时松脆。气清香,味甘、微苦。

2 滁菊:呈不规则球形。舌状花白色,不规则扭曲,内卷,边缘皱缩,有时可见淡褐色腺点;管状花细而紧密,大多隐藏。

3 贡菊:呈扁球形或不规则球形。舌状花白色,斜升,上部反折,边缘稍内卷而皱缩,常无腺点;管状花少,外露。

4　杭菊：呈碟形或扁球形，常数个相连成片。舌状花类白色或淡黄色，常无腺点；管状花多数，外露，深黄色；总苞灰绿色。

5　怀菊：呈不规则球形或扁球形。多数为舌状花，类白色或黄色，不规则扭曲，内卷，边缘皱缩，有时可见腺点；管状花隐藏。

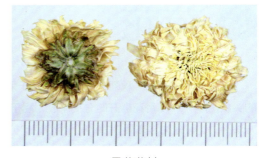

贡菊药材

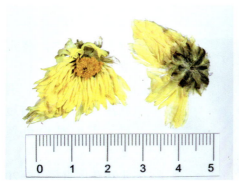

杭白菊药材

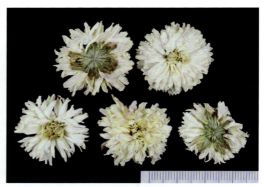

怀菊药材

药材品质

以花朵完整、颜色新鲜、气清香、少梗叶者为佳。

用途

🌿 药用

功能与主治： 散风清热，平肝明目，清热解毒。用于风热感冒，头痛眩晕，目赤肿痛，眼目昏花，疮痈肿毒。

中成药原料： 菊花为三宝片、三七脂肝丸、长春红药胶囊、小儿夜啼颗粒、口洁含漱液、口洁喷雾剂、京制牛黄解毒丸、上清片等多种中成药的原料之一。

🍲 食用

菊花具有悠久的食用历史，早在春秋战国时期，屈原的《离骚》就有"夕餐秋菊之落英"的描述。现菊花已开发成菊花膏、菊花饼、菊花枕等产品，还可制作成菊花粥、菊花酒、菊花茶等。

1 菊花山楂茶

菊花 15 克，生山楂 20 克。水煎或开水冲泡 10 分钟后即可。具有健脾、消食、清热、降脂的功效。适用于高血压、冠心病、高脂血症和肥胖等。

2 菊花红枣粥

菊花 15 克，红枣 50 克，粳米 100 克。所有食材洗净，一起放入锅内加适量清水煮粥，粥煮至浓稠时，放入适量红糖调味即可。具有健脾补血、清肝明目之功效；长期食用可使面部肤色红润，起到保健防病的作用。

3 菊花蜂蜜茶

菊花 50 克，适量蜂蜜。加水 20 毫升，稍煮后保温 30 分钟，过滤后加入适量蜂蜜，搅匀即可。具有养肝明目、生津止渴、润肠通便的功效；是熬夜、抽烟人群的常备茶饮。

4 菊花枸杞茶

菊花 6 克，枸杞子 2 克，冰糖少许。所有材料一起放入茶壶中，倒入沸水，浸泡 5 分钟后饮用。具有清肝火、养阴明目、缓解视疲劳的功效。

附

野菊花来源于菊科植物野菊花（*Chrysanthemum indicum* Linnaeus）的头状花序，可清热解毒，泻火平肝。用于疔疮痈肿，目赤肿痛，头痛眩晕。

16 玉米须

　　玉米须俗称"包谷须、棒子毛、蜀黍须"，来源于禾本科植物玉蜀黍（*Zea mays* L.）的花柱；玉米成熟时采收，摘取花柱，除去杂质，鲜用或晒干。全国各地均有栽培，主产于山东、河南等省区。

植物特征

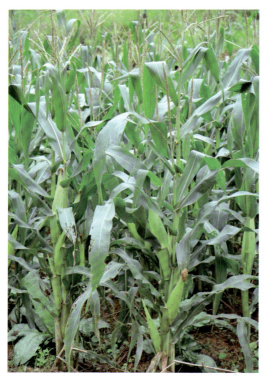

玉蜀黍全株

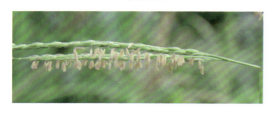

雄花

◆ **玉蜀黍** ◆

1　高大草本；秆直立，不分枝。

2　叶鞘具横脉，叶舌膜质，叶片扁平宽大，线状披针形，基部圆形呈耳状，中脉粗壮，边缘微粗糙。

3　大型圆锥花序顶生，主轴与总状花序轴被细柔毛；外稃及内稃透明膜质。

4　颖果球形或扁球形，成熟后露出颖片和稃片之外。

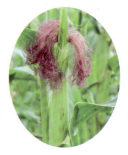

果（玉米须）

1 集结成疏松团簇，淡绿色、黄绿色至棕红色，有光泽。
2 花柱线状或须状，完整者长至 30 厘米，柱头 2 裂，叉开，质柔软。
3 气微，味微甜。

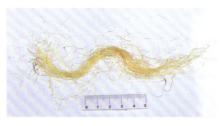

玉米须药材

药材品质

以柔软、有光泽者为佳。

用途

🌿 药用

功能与主治：利水渗湿，利胆退黄。用于肾性水肿，小便不利，湿热黄疸，高血压，糖尿病。

中成药原料：玉米须为结石通茶（玉石茶）、复方金钱草颗粒、消渴丸、降糖宁胶囊等多种中成药的原料之一。

🍲 食用

玉米须作为食材常用于煲汤，代茶饮。

1 玉米须木耳甜汤

鲜玉米须 20 克，白木耳 1 朵，红枣 8 颗，冰糖适量。白木耳浸发洗净，去蒂摘成小朵，红枣、玉米须洗净，一同入锅加水煮沸，小火煮至熟透。撇去玉米须，放入适量冰糖即可。

2 玉米须煎饼

鲜玉米须 300 克，中筋面粉 200 克，白糖适量。玉米须洗净切碎，加入中筋面粉、白糖、适量水，同一方向搅拌至白糖溶化入味，捏成饼。不粘锅放少量油，小火煎熟即可。

3 玉米须山楂茶

取玉米须、山楂若干，加开水泡茶饮。有助于促消化、减脂排油。

4 玉米须菊花茶

取玉米须及菊花若干，加开水泡茶饮。有助于降压、降糖。

17 龙脷叶

龙脷叶俗称"龙舌叶、龙味叶、牛耳叶",来源于大戟科植物龙脷叶(*Sauropus spatulifolius* Beille)的叶;夏、秋二季采收,晒干。为广东民间常用食材、凉茶。栽培品种,原产越南北部,主要栽培于广东、广西等省区。

植物特征

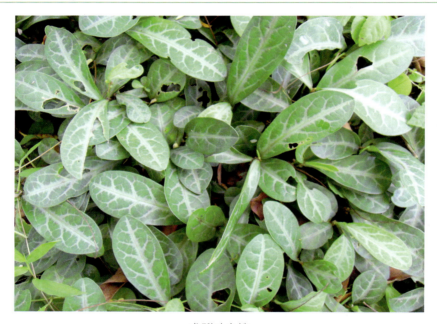

龙脷叶全株

1. 常绿小灌木;茎粗糙,枝条蜿蜒状弯曲,多皱纹,节间短。
2. 叶聚生于小枝上部,常向下弯垂,鲜时近肉质,干后近革质或厚纸质,匙形或倒卵状长圆形,顶端浑圆或钝,有小凸尖,上面深绿色,叶脉处灰白色。
3. 花红色或紫红色,2~5朵簇生于落叶的枝条中部或下部,或茎花。
4. 蒴果状如豌豆,外有宿萼包被。

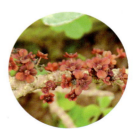

花

1 呈团状或长条状皱缩，展平后叶片长卵形或倒卵状披针形，舌状，表面黄绿色或绿褐色。

2 先端圆钝，有小尖刺，基部楔形或稍圆，全缘或稍皱缩成波状。下表面中脉腹背突出；叶柄短。

3 气微，味淡、微甘。

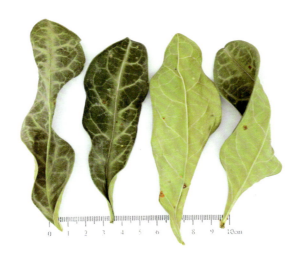

龙脷叶药材

药材品质

以叶片大，完整，身厚者为佳。

用途

🌿 **药用**

功能与主治：润肺止咳，通便。用于肺燥咳嗽，咽痛失音，便秘。

🍲 **食用**

我国广东及香港、澳门地区的人们喜欢用龙脷叶和猪肉来煲汤作食疗，有清热润肺、化痰止咳等作用。

1 龙脷叶无花果瘦肉汤

　　龙脷叶、南杏仁、北杏仁各 10 克，无花果 3 个，雪梨（去梨核）1 个，陈皮 5 克，猪瘦肉 250 克，生姜 2 片。将全部材料放入砂锅中，大火煮沸后转中小火煲 1~1.5 个小时，加适量味料即可。适用于喉咙不适、肺燥咳嗽、支气管炎、哮喘和大便秘结等。

2 双叶杏仁糖水

　　枇杷叶、龙脷叶、南杏仁、北杏仁各 10 克，蜜枣 2 粒。将全部材料洗净放入砂锅内，加适量水煲一个小时即可。具有润肺平喘的功效。

3 剑花龙脷叶瘦肉汤

　　干品剑花（霸王花）、鲜龙脷叶、南杏仁、北杏仁各 30 克，蜜枣 3 粒，猪瘦肉 300 克。剑花泡开洗干净，龙脷叶洗净，猪瘦肉焯水。将全部材料放入煲内，用 8 碗水煮约 2 小时成 4 碗即可饮用。此汤对慢性支气管炎、百日咳、肺结核属肺热者均有益处，但胃寒纳呆、肺寒咳嗽者不宜食用。

4 龙脷叶瘦肉蜜枣汤

　　龙脷叶 100 克，蜜枣 8 粒，猪瘦肉 100 克。将全部材料放入煲中，大火煮开转小火煲 1 小时即可。（注：可将蜜枣改成无花果或者罗汉果。亦可直接使用龙脷叶泡茶饮，加两粒冰糖。可健肺滋润、化痰止咳。）

18 霸王花

　　霸王花俗称"三角柱、霸王鞭、火龙果"，来源于仙人掌科植物量天尺［*Hylocereus undatus*（Haw.）Britt. et Rose］的花；5~8 月花开后采收，鲜用或置通风处晾干。为岭南地区常用的煲汤食材。全国各地均有分布，主要栽培于广东、福建、广西、海南等省区。

植物特征

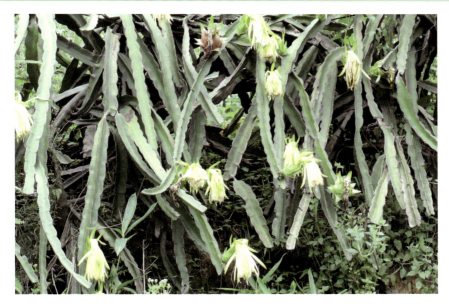

全株

1　攀援肉质灌木。茎具 3 角或棱，棱翅状，边缘波浪形，老时呈硬角质；小窠沿棱排列，每小窠具 1~3 根硬刺。

2　花大型，漏斗状，夜间开放，花托及花托筒密被大型鳞片；萼状花被黄绿色，线形；瓣状花被白色，长圆状倒披针形。

3　浆果红色，长球形，果脐小，果肉白色或红色。

4　种子芝麻状，黑色。

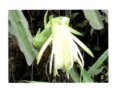

花

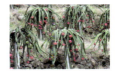

果

1 纵向切开，呈不规则长条状。
2 萼片棕色，萼管下部呈细长扭曲的条束状；外被皱缩鳞片。
3 花被白色或黄白色，常数轮花被平贴在一起，有的干缩扭曲成数条；花丝长线形；花药黄白色，长方形，常脱落。
4 气微，味稍甜。

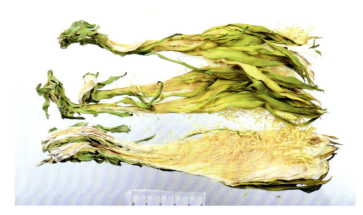

霸王花药材

药材品质

以朵大、色鲜明、味甜者为佳。

用途

🌿 药用

功能与主治：清热润肺，止咳化痰，解毒消肿。用于主肺热咳嗽，肺痨，瘰疬，痄腮。

🍲 食用

岭南地区人们喜用霸王花和猪骨煲汤作食疗，有清热润肺、化痰止咳等作用。

1 霸王花猪骨汤

猪骨头 400 克，霸王花 25 克，海底椰 20 克，无花果 10 个，南杏仁 25 克，北杏仁 25 克，蜜枣 1 颗，生姜 4 片。霸王花浸泡后洗净，挤干水分；南北杏仁、无花果、蜜枣洗净；猪骨砍块洗净，加姜片焯水，捞出沥干；所有材料放入锅中，倒入足量水，大火烧开转小火，慢炖 1.5 小时；出锅前加入味料调味即可。适用于喉咙不适、肺燥咳嗽等症。

2 霸王花蜜枣猪肺汤

霸王花 80~100 克，蜜枣 3 个，猪肺 1 个，陈皮 1 瓣，生姜 3 片。霸王花、蜜枣、陈皮浸泡至软，霸王花撕开、切段；猪肺反复清洗至变白，切厚片，与生姜一起放入沸水煮约 5 分钟，捞起过冷水；全部食材一起放进瓦煲内，加水适量，大火煮开后，改用小火煲约 1 小时，味料调味即可。适用于清热润肺、除痰止咳等症。

3 霸王花海底椰清润汤

猪骨适量，霸王花 100 克，海底椰 20 克，玉米 1 根，玉竹 15 克，薏米 15 克，芡实 15 克，怀山药 10 克，百合 10 克，蜜枣 1 个，姜 2 片。猪骨冷水下锅，焯水；其他食材提前浸泡 10 分钟，洗净沥干；玉米切小块，除百合、怀山药外，所有食材放进瓦煲，煲约 1.5 小时；再放入百合、怀山药再煲 20 分钟，味料调味即可。具有滋阴润肺、止咳的功效。

19 麻叶

　　麻叶俗称"黄麻叶、老麻叶、麻仔叶"，来源于锦葵科植物黄麻（*Corchorus capsularis* L.）的嫩叶；夏秋采收，鲜用或晒干。茎皮称为"麻皮"，富含纤维，可作绳索及织制麻袋；麻叶是潮汕地区体现地方饮食民俗的食材。栽培或野生，主要分布于广东、广西、福建等省区。

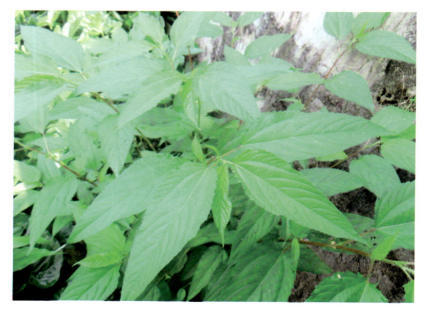

全株

1　木质草本，无毛。

2　叶纸质，卵状披针形，基部圆形，三出脉的两侧脉上行不过半，边缘有粗锯齿；叶柄长，有柔毛。

3　花单生或数朵排成腋生聚伞花序；花瓣黄色，与萼片约等长。

4　蒴果球形，表面有钝棱及小瘤状突起。

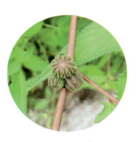

果

1 多皱缩或破碎，完整叶开展呈卵状披针形。
2 表面黄绿色，出脉的两侧脉上行不过半，边缘有细锯齿；叶柄长，有柔毛。
3 质脆，易破碎。
4 气微，味涩、微苦。

用途

🌿 药用

功能与主治： 理气止血，排脓解毒。用于咯血，吐血，血崩，便血，脘腹疼痛，泻痢，疔痈疮疹。

🍲 食用

虽然黄麻在广东具有悠久的种植历史，但因其味较涩，若未经特别方法烹饪，其食用口感欠佳，因而在缺乏丰富的调味料和烹饪手法的古代一直未被食用，仅作为经济作物，用于编织麻绳、麻袋等。近代随着经济和烹饪技术的发展，黄麻逐步从为轻工业提供原料转变成食用，其经除涩味处理后，口感略像番薯叶，是日常做粥等食用的美味菜肴，目前为潮汕地区的一道特色菜。

1 潮汕名小菜麻叶

麻叶、蒜、黄豆酱适量，洗净，滤干，锅中放油煎蒜蓉微赤，加黄豆酱煎香，放麻叶炒入味即可。

2 麻叶汤

嫩麻叶200克，猪肉200克，大蒜8瓣。猪肉洗净切碎；煎香蒜头，起锅备用（锅口留下底油），加水烧开下麻叶，煮开后放入猪肉碎煮熟，加食盐和倒入煎香蒜头即可。

3 麻叶面

麻叶、切面（带碱味）适量，配菜为蚬子（或花蛤）、猪瘦肉和虾米。蚬子或花蛤煮汤，去壳；麻叶洗净，揉滑；起油锅，蒜头放入油锅内煎香，猪瘦肉和虾米放入油锅翻炒至表面无血色，放入麻叶翻炒，后用蚬子或花蛤煮的清汤煮开，放入切面，煮熟后，放入味料调味即可。

⑳ 苎麻叶

苎麻叶俗称"野麻、野苎麻、青麻、白麻"，来源于荨麻科植物苎麻〔*Boehmeria nivea* (Linn.) Gaudich.〕的叶；夏、秋两季采收，鲜用或干燥。苎麻为古代优良的纺织原料，其根入药为"苎麻根"，叶为岭南地区常用的食材。全国各地均有分布，主产于广东、广西、福建、湖北等省区。

植物特征

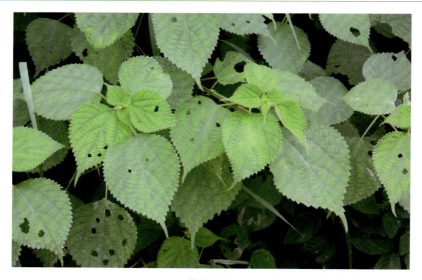

苎麻全株

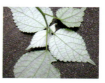

叶背面

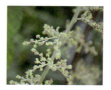

花序

1 亚灌木或灌木，茎上部与叶柄均密被长硬毛和短糙毛。

2 叶互生，草质，宽卵形，顶端骤尖，基部宽楔形，边缘具齿，上面粗糙，疏被短伏毛，下面密被雪白色毡毛。

3 圆锥花序腋生。

4 瘦果近球形，光滑，基部突缩成细柄。

1 多皱缩，叶片展开后宽卵形，先端骤尖，基部近圆形或宽楔形。
2 上表面绿棕色，有毛绒，下表面密被白色绒毛，边缘有锯齿。
3 叶柄长，可达 7 厘米。
4 气微，味微辛、微苦。

药材品质

药材以叶大、完整、绿棕色者佳。

用途

🌿 药用

功能与主治：凉血止血，散瘀止痛，解毒。用于咯血，吐血，血淋，尿血，外伤出血，跌损肿痛，脱肛，疮痈肿毒，湿疹、蛇虫咬伤。

中成药原料：苎麻叶暂未用于中成药生产，但苎麻根是孕康合剂（口服液）、孕康颗粒、腮腺宁糊剂等多种中成药的原料之一。

🍲 食用

苎麻叶营养丰富，尤其蛋白质含量很高，可增强机体免疫力，苎麻叶可与米粉、粳米或者糯米制作成"粿""粄"，常作为特色小吃食用。

---

1 客家特产"苎麻粄"

嫩苎叶（鲜）、粳米、糯米适量，于石臼捣烂、黏合，形成青翠欲滴的粄团，粄团捏成小块，放至蒸笼蒸熟。或油炸，油炸后金黄酥脆，清香甘润，别有风味。

2 江西农村特色美食"苎叶米粿"

鲜苎麻叶洗净，放入锅中煮约 10 分钟，取出沥干后用冷水浸洗，苎麻叶放入透水篮子中，用力揉搓，挤干多余水，挑粗大的叶脉和柄，与糯米粉按 1:1 混合匀匀，反复揉搓拌匀，至光滑不粘手、不粘盆，再以花生碎、芝麻粉、白糖为馅制作而成。

第三部分
果实与种子类

1 白果

白果俗称"银杏果、公孙果"。来源于银杏科植物银杏（*Ginkgo biloba* L.）的成熟种子；秋季种子成熟时采收，除去肉质外种皮，洗净，稍蒸或略煮后，烘干。为收敛肺气、定喘的佳品。白果有小毒，食用前需适当处理（热水煮后冷水浸泡 24 小时以上），多用于糖水、炖品及炒菜等。栽培品种，全国大部分地区均有栽培，主产于山东、安徽、江苏、广西等省区。

植物特征

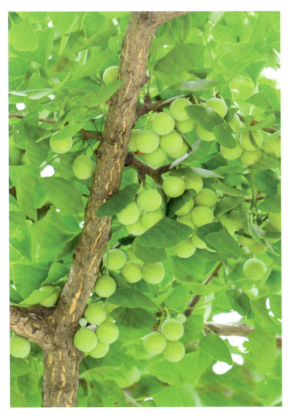

银杏全株

◆ 银杏 ◆

1 落叶乔木；树皮灰褐色，深纵裂，粗糙。

2 叶扇形，无毛，具叉状细脉，顶端宽，常波状缺刻或 2 裂，落叶前变为黄色，叶柄长。

3 雌雄异株；雄球花荑黄花序状；雌球花具长梗，梗端常分两叉，每叉顶生一盘状珠座。

4 种子类椭圆形，外种皮肉质，熟时黄色，被白粉，有臭味；中种皮白色，骨质，具 2~3 条纵脊；内种皮膜质，淡红褐色；胚乳肉质，味甘略苦。

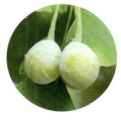

果

1 椭圆形，表面黄白色，平滑，具 2~3 条纵脊。

2 中种皮（壳）骨质，坚硬。

3 内种皮膜质，种仁一端淡棕色，另一端金黄色，横断面外层黄色，胶质样，内层淡黄色或淡绿色，粉性，中间有空隙。

4 气微，味甘、微苦。

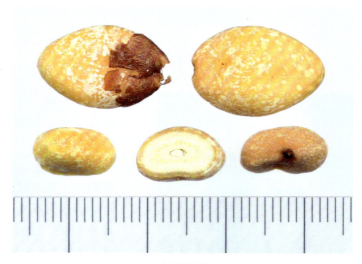

白果药材

药材品质

以壳黄白色、种仁饱满、断面色淡黄者为佳。

用途

 药用

功能与主治： 敛肺定喘，止带缩尿。用于痰多喘咳，带下白浊，遗尿尿频等。

中成药原料： 白果为止咳胶囊（丸）、清肺散结丸、定喘疗肺丸、银杏露、百咳宁片、哮喘丸（哮喘金丹）、蛤蚧治痨丸、如意定喘丸（丹）、冬白梅片、青果止嗽丸、咳喘舒片、清肺止咳散、复方蛤青注射液等多种中成药的原料之一。

🍲 **食用**

　　白果长期以来作为药食同源之品，常以糖水、炒菜、炖品、煮粥等出现在日常餐桌上。

1 白果糖水

　　白果仁适量，热水浸泡去除外皮，切成两瓣去除白果心后浸泡1天（中途更换水去除苦味），取出，与适量水煮沸约10分钟，放入白糖调味即可食用。

2 白果粥

　　白果仁、大米、腐竹、猪瘦肉、生姜适量。白果仁用热水浸泡去除外皮，水开时放入大米和白果仁，煮至米粒散开时放入腐竹，搅拌，待腐竹软烂后放入猪瘦肉，调味即可食用。

3 西芹炒白果

　　西芹洗净切成段，红椒切片；白果和西芹放入开水锅中焯2分钟左右（焯水过程可加少量食盐），捞出滤水；起油锅，爆姜末，放入西芹与白果，加味料大火快速翻炒约1分钟，最后加入红椒炒匀即可。

4 白果鸡汤

　　白果仁约20粒、鸡肉约500克（砍块）、枸杞子少许、生姜若干片。白果仁用热水浸泡去除外皮，与其他食材放入砂锅中添加适量的水，大火煮沸后改文火煮约40分钟，加适量味料调味即可食用。

附

　　白果含有银杏酸、氰类化合物等毒性物质，生品不可食用，加热煮透后亦不可过量或长期食用；若摄入过量，易出现中毒症状，如恶心、呕吐、腹痛、腹泻、烦躁不安，逐渐四肢无力甚至呼吸困难。

② 胡椒

　　胡椒俗称"浮椒、玉椒"。来源于胡椒科植物胡椒（*Piper nigrum* L.）的近成熟或成熟果实，根据采收期和加工方式的不同，可分为"黑胡椒"和"白胡椒"。秋末至次春果实呈暗绿色时采收，晒干，为黑胡椒；果实变红时采收，用水浸渍数日，擦去果肉，晒干，为白胡椒。为温中散寒之佳品，被誉为"有疏散寒邪之力，去冷积阴毒之功"，日常用于香辛调料。栽培品种，主要栽培于海南、福建、广东、广西及云南等省区，为海南著名特产。

植物特征

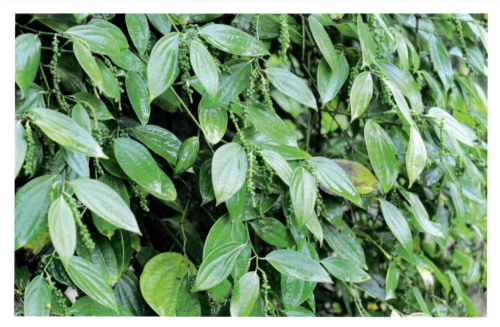

胡椒全株

1　木质攀援藤本；茎、枝无毛，节显著膨大。

2　叶厚，近革质，阔卵形，两面均无毛；最上 1 对叶脉互生，离基从中脉发出，其余均为基出；叶柄长；叶鞘可延长至叶柄的一半。

3　花杂性，常雌雄同株；花序与叶对生；总花梗与叶柄近等长；苞片匙状长圆形，顶端阔而圆，与花序轴分离，呈浅杯状。

4　浆果球形，无柄，成熟时红色，未成熟时干后变黑色。

◆ **黑胡椒** ◆

1　球形，黑褐色，具隆起网状皱纹，顶端具细小花柱残迹。
2　质硬，外果皮可剥离，内果皮灰白色或淡黄色。
3　断面黄白色，粉性，中有小空隙。
4　气芳香，味辛辣。

◆ **白胡椒** ◆

1　表面灰白色或淡黄白色，平滑，顶端与基部间有多数浅色线状条纹。
2　气芳香，味辛辣。

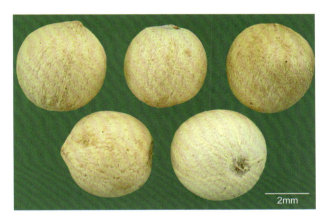

白胡椒药材

药材品质

黑胡椒 以粒大、饱满、色黑、皮皱、气味强烈者为佳。
白胡椒 以粒大、个圆、坚实、色白、气味强烈者为佳。

用途

🌿 **药用**

功能与主治：温中散寒，下气，消痰。用于胃寒呕吐，腹痛泄泻，食欲不振，癫痫痰多等。

中成药原料：胡椒为胃痛定胶囊（片）、儿泻康贴膜、活血止痛膏、复方蛤青片、庆余辟瘟丹、小儿敷脐止泻散、小儿腹泻外敷散、小儿暖脐膏、七味榼藤子丸、帕朱丸、跌打万花油等多种中成药的原料之一。

🍲 食用

胡椒不仅温中散寒之功显著，是冬季暖胃首选之品，而且味道辛辣，奇香可居，入肴调味可去腥、提鲜、增香、赋辛、开胃，为食物增添丰富的口感，在粤菜中运用广泛，是家庭必备的调味品。胡椒粉可直接食用，是常用的调味品。

1 胡椒猪肚汤

将白胡椒捣碎，放入洗净的猪肚内，并加少量的水，将猪肚两端用线扎紧慢火炖至烂熟，加适量食盐调味即可食用。

2 胡椒瘦肉汤

猪瘦肉若干，洗净，切成大块，焯水除去血污；胡椒粒拍碎，与猪瘦肉一起放入炖盅，再放入适量开水及食盐，炖煮约 60 分钟即可食用。

附

胡椒除其果实具有广泛运用外，其根称为"胡椒根"，在海南、广东、广西、福建、云南等省区民间也做汤料食用或单方应用。胡椒根温中散寒、温经通络、行气止痛、祛风除湿、消痰解毒，用于坐骨神经痛、寒痰食积、脘腹呕吐、泄泻冷痢等。

③ 桑椹

　　桑椹俗称"桑椹子、乌椹"。来源于桑科植物桑（*Morus alba* L.）的成熟果穗；夏季果实成熟时采收，晒干，或略蒸后晒干。其根皮、嫩枝、叶均可入药，分别称为"桑白皮""桑枝""桑叶"。桑椹、桑叶均为药食同源之品。栽培品种，主要栽培于四川、贵州、广东、广西等省区。

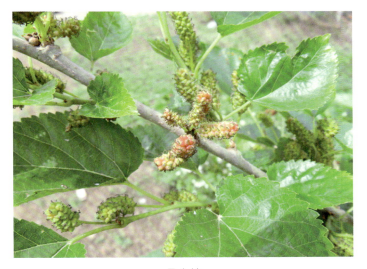

桑全株

1　乔木或灌木；树皮厚，具不规则浅纵裂；冬芽红褐色，芽鳞覆瓦状排列。

2　叶卵形或广卵形，边缘锯齿粗钝，表面鲜绿色，无毛；叶柄具柔毛。

3　花单性，腋生或生于芽鳞腋内，与叶同时生出；花序下垂，被毛。

4　聚花果卵状椭圆形，成熟时红色或暗紫色。

叶

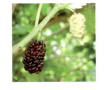

果

1 聚花果，由多数小瘦果集合而成，长圆形。黄棕色、棕红色或暗紫色，有短果序梗。
2 小瘦果卵圆形，稍扁，外具肉质花被片 4 枚。
3 气微，味微酸而甜。

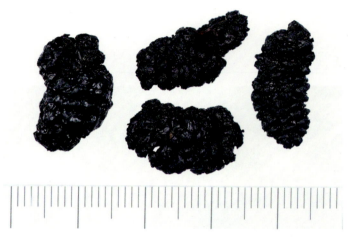

桑椹药材

药材品质

以个大、肉厚、糖性大者为佳。

用途

🌿 药用

功能与主治： 滋阴补血，生津润燥。用于肝肾阴虚，眩晕耳鸣，心悸失眠，须发早白，津伤口渴，内热消渴，肠燥便秘等。

中成药原料： 桑椹为生血宝颗粒、复脉定胶囊、强肾片、益龄精合剂、桑椹颗粒、常通舒颗粒、脂康颗粒、安眠补脑口服液、养血补肾丸、益肾生发丸、健神片、桑椹冲剂（膏）、龟甲养阴片等多种中成药的原料之一。

🍲 **食用**

桑椹成熟果实味甜汁多，是人们常食的水果之一，民间常用来制作桑椹膏，泡酒或酿酒。

1 桑椹膏

鲜桑椹适量，洗净，装入纱布压榨取汁；桑椹汁倒入砂锅或铜锅（桑椹忌铁器），加入适量蜂蜜，文火熬至成稠膏状即可。

2 桑椹泡酒

鲜桑椹适量，洗净晾干，装入玻璃或陶瓷容器内，加入适量冰糖和高度数白酒让桑椹完全浸泡在白酒中，密封 3~6 个月即可食用。

附

民间一直流传着："春取桑枝，夏摘桑椹，秋打霜桑叶，冬刨桑根白皮"的说法，一株桑树，四季皆可用药。

桑白皮 泻肺平喘，利水消肿。用于肺热喘咳，水肿胀满尿少，面目肌肤浮肿等。

桑枝 祛风湿，利关节。用于风湿痹病，肩臂、关节酸痛麻木等。

桑叶 疏散风热，清肺润燥，清肝明目。用于风热感冒，肺热燥咳，头晕头痛，目赤昏花等。其嫩桑叶清香甜美，上汤桑叶是岭南民间餐桌上常见的佳肴。

凉粉果

凉粉果俗称"广东王不留行、木馒头、薜荔果"。来源于桑科植物薜荔（*Ficus pumila* L.）的隐头花序托；秋季采收，摘取近成熟的隐头花序托，稍烫，纵切成2~4瓣，除去瘦果，晒干。为岭南地区习用品种，以前常代替王不留行使用，也是制作解暑佳品——凉粉的主要原料。野生品种，主要分布于广东、广西、福建等省区。

植物特征

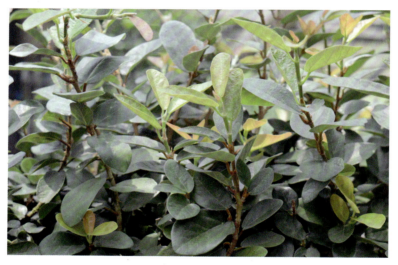

果枝

1 攀援或匍匐灌木。具白色乳汁。

2 叶两型，不结果的枝条上叶小、薄革质，基部稍不对称；结果的枝条上叶大、革质，全缘，背面被黄褐色柔毛；网脉明显，呈蜂窝状。

3 榕果单生叶腋，梨形或近球形，顶部截平，具脐状凸起，基部收窄成一短柄，成熟时黄绿色或微红。

4 瘦果近球形，有黏液。

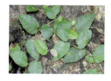

营养枝

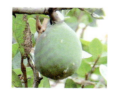

果

1 倒卵状圆锥形或长椭圆形；纵切片瓢状或槽状。
2 外表面灰黄绿色，内表面红棕色，有未除净的众多枯萎花或细小长圆球状果实。
3 顶端截形，中央有一圆形突起，正中有一小孔，孔内充塞膜质小苞片，孔外常有细密褐色绒毛；下端稍细或呈柄状，常残留短果柄或果柄痕。
4 体轻，质硬而脆，易折断。
5 气微弱，味淡、微涩。

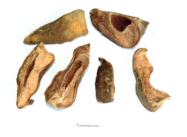

凉粉果药材饮片

药材品质

以瓣片大、肉厚、无残留瘦果者为佳。

用途

🌿 药用

功能与主治：祛风利湿，活血解毒，活血通经，下乳，消肿。用于风湿痹痛，泻痢，淋病，跌打损伤，痈肿疮疖，经闭，痛经，乳汁不下等。
中成药原料：广东王不留行为前列通片等中成药的原料之一。

🍲 食用

岭南民间不仅将凉粉果制作成口感滑嫩，清凉解暑的甜品，还是日常炖品常用原料。

1 凉粉

适量新鲜凉粉果对半切开，掏取内壁新鲜果籽，放入纱布袋，浸入凉开水约30分钟，反复揉搓，使其释放出黏液，揉搓过程加入1小勺粉葛粉或藕粉，拌匀后常温下静置，待自然凝固后调入适量蜂蜜（或红糖浆或蔗汁）即可食用。

2 凉粉果炖猪蹄

猪蹄去杂洗净，焯水一段时间，捞出洗净；将猪蹄与适量水放入锅中大火煮沸，改为文火炖熟，加入适量料酒、食盐、葱、姜调味，放入洗净的凉粉果，炖至猪蹄熟烂，出锅即可食用。

5 芡实

　　芡实俗称"鸡头米、刺莲藕"。来源于睡莲科植物芡（*Euryale ferox* Salisb. ex DC.）的成熟种仁；秋末冬初采收成熟果实，除去果皮，取出种子，洗净，再除去硬壳（外种皮），晒干。是大众日常食疗药膳之佳品。栽培品种，主要栽培于广东、江西、江苏、湖南等省区。

植物特征

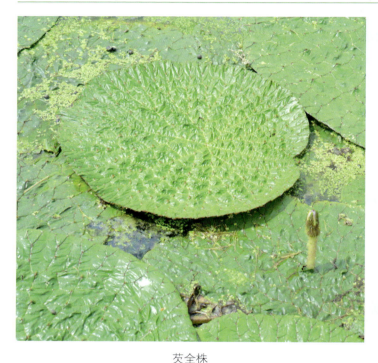

芡全株

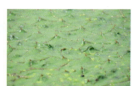

浮水叶（局部）

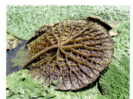

叶背面

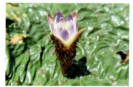

花

1　一年生大型水生草本。

2　沉水叶箭形或椭圆肾形，两面及叶柄无刺。

3　浮水叶革质，椭圆肾形至圆形，盾状，全缘，下面带紫色，两面有锐刺；叶柄及花梗粗壮，皆有硬刺。

4　花萼片内面紫色，外面密生硬刺；花瓣紫红色，成数轮排列。

5　浆果球形，污紫红色，外面密生硬刺；种子球形，黑色。

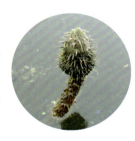

果

1　类球形，多为破粒。
2　表面有棕红色内种皮，一端黄白色，约占全体 1/3，有凹点状种脐痕，除去内
　　种皮显白色。
3　质较硬；断面白色，粉性。
4　气微，味淡。

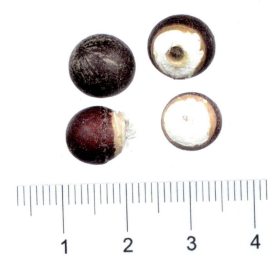

芡实药材（表面有棕红色内种皮，一端
黄白色，约占全体 1/3，有凹点状种脐痕）

药材品质

　　以颗粒饱满均匀、粉性足、无碎末及皮壳者为佳。

用途

🌿 **药用**

　　功能与主治： 益肾固精，补脾止泻，除湿止带。用于遗精滑精，遗尿尿频，
脾虚久泻，白浊，带下等。
　　中成药原料： 芡实为和胃疗疳颗粒、小儿化滞健脾丸、小儿参湿止泻散、小
儿止泻灵颗粒、妇炎康丸、小儿参术健脾丸、金锁固精丸、益肾灵冲剂、龟鹿滋
肾丸、调经白带丸、肥儿糖浆等多种中成药的原料之一。

🍲 **食用**

芡实富含淀粉，且具有"补而不峻，防燥不腻"的特点，是秋季进补佳品。

1 芡实莲子粥

糯米、芡实淘洗干净，冷水浸泡2~3小时，捞出；莲子洗净，冷水浸泡回软，除去莲心；将芡实、莲子、糯米及适量水放入锅中，先用大火煮沸，再用小火熬煮成粥，加适量糖调味即可食用。

2 芡实山药排骨汤

芡实、山药、陈皮、排骨、生姜适量；将药材洗净，用清水浸泡3~4分钟；把排骨洗净剁块，焯水后备用；将所有食材和排骨一同放入锅中，加适量清水。大火煮沸后转小火炖1.5小时，出锅前加适量味料调味即可食用。

3 芡实南瓜粥

先将芡实和大米下锅，加入3~4倍水，待煮至芡实开花后，放入去皮的南瓜，煮至粥黏稠即可食用。

4 芡实核桃糊

先将芡实打成粉，加少量凉水调匀，再放入核桃肉与红枣肉，加水煮烂成糊状，加白糖拌入即可食用。

附

另有主产于江苏苏州的芡实称为"苏芡"，也叫苏州鸡头米，其植株较大，地上部分仅叶背有刺，果实较大，表面光滑如石榴。苏芡产量较少，于果实约六成熟时采摘，作为食品新鲜食用为主。

6 莲子

　　莲子俗称"莲肉、藕实"。来源于睡莲科植物莲（*Nelumbo nucifera* Gaertn.）的成熟种子；秋季果实成熟时采割莲房，取出果实，除去果皮，干燥，或除去莲子心后干燥。莲子、莲子心、莲房、莲须、荷叶、荷梗、藕、藕节均可入药，被称为"莲花八宝"，其中莲子、莲藕、荷叶亦可食用。是大众日常食疗药膳之佳品。栽培品种，主要栽培于湖南、湖北、江西、浙江、山东等省区，其中以湖南"湘莲子"最为著名。

植物特征

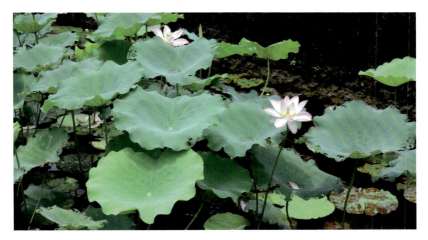

莲全株

1. 根状茎横生，肥厚，节间膨大，内有多数纵行通气孔道，节部缢缩。

2. 叶圆形，盾状，全缘，上面光滑，具白粉，下面叶脉从中央射出。

3. 叶柄粗壮，圆柱形，中空，散生小刺。

4. 花梗和叶柄近等长，散生小刺；花瓣红色、粉红色或白色；花药条形，花丝细长，着生在花托（莲房）之下。

5. 坚果卵形，果皮革质，坚硬，熟时黑褐色；种子（莲子）卵形，种皮红色或白色。

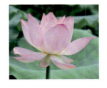

花

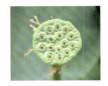

莲蓬

1 椭圆形或类球形；表面红棕色，有细纵纹和较宽的脉纹。

2 一端中心呈乳头状突起，棕褐色，多有裂口；质硬，种皮薄，不易剥离。

3 子叶 2，黄白色，肥厚，中有空隙，具绿色莲子心；或底部具有一小孔，不具莲子心。

4 气微，味甘、微涩；莲子心味苦。

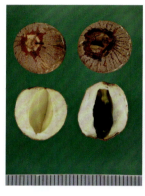
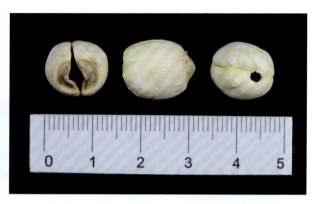

红莲（未去种皮）　　　　　　　去心白莲（去种皮）

药材品质

以个大、饱满者为佳。

用途

药用

功能与主治： 补脾止泻，止带，益肾涩精，养心安神。用于脾虚，泄泻，带下，遗精，心悸，失眠等。

中成药原料： 莲子为小儿健脾丸（散）、肥儿疳积颗粒、六味安神胶囊、心速宁胶囊、女珍颗粒、启脾口服液、百合更年安颗粒、锁阳固精丸、调经促孕丸、参苓白术散、启脾丸、心脑静片、牛黄清宫丸、十香返生丸、小儿香橘丸等多种中成药的原料之一。

食用

莲子富含淀粉、蛋白质及维生素，肉色洁白，清新味甘，是日常甜品、煮粥、炖品等各类食疗药膳常用之品。

1 莲子百合粥

百合、莲子热水泡软，放入大米及适量水煮沸后，改用小火继续熬煮成粥，起锅前加入枸杞子和适量冰糖即可食用。

2 莲子芡实荷叶水鸭汤

莲子、芡实、冬瓜适量，荷叶1张，水鸭半只，洗净，加入适量水，大火煮沸后转小火熬煮，至鸭肉烂熟，调味即可食用。

3 莲子银耳羹

银耳清水泡发2小时，洗净并去除根部，撕碎；莲子洗净；红枣洗净并泡软；将银耳、莲子、红枣放入锅中，加入适量水，炖煮至熟后加入冰糖即可食用。

4 莲子红烧肉

去心鲜莲子、五花肉和姜、葱适量；五花肉切小块，焯水，沥干；锅中热油下冰糖，小火炒至琥珀色；加五花肉块翻炒至沾满糖浆；加入姜片、蒜和葱头，爆香后加入黄豆酱，翻炒至赤色；加入清水和酱油适量，小火焖10分钟；加入新鲜莲子，炒匀后中小火焖至汤汁变浓稠即可。

附

莲子心 清心安神，交通心肾，涩精止血。用于热入心包，神昏谵语，心肾不交，失眠遗精，血热吐血。

莲房 散瘀止血。用于崩漏，月经过多，便血，尿血。

莲须 固肾涩精。用于遗精，滑精，白带，尿频，遗尿。

荷叶 升清降浊，清暑解热，炒炭止血。用于中暑，肠炎，吐血，衄血，便血，尿血，功能性子宫出血。

荷梗 清暑，宽中理气。用于中暑头昏，胸闷，气滞。

藕 凉血散瘀，除烦止渴。用于热病烦渴，咯血，衄血，吐血，便血，尿血。

藕节 消瘀，止血。用于吐血，衄血，咯血，便血，尿血，功能性子宫出血。

7 八角茴香

　　八角茴香俗称"八角、大茴香"。来源于木兰科植物八角（*Illicium verum* Hook. f.）的成熟果实；秋、冬二季果实由绿变黄时采摘，置沸水中略烫后干燥或直接干燥。广泛运用于药品、化妆品、茴香酒、啤酒及食品工业。栽培品种，主要栽培于广西百色、南宁、钦州、梧州、玉林等地区。福建、广东、云南等省区有少量栽培。

植物特征

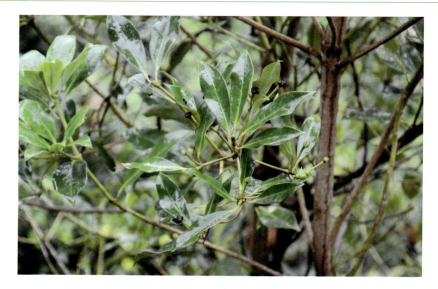

八角全株

1　乔木；树皮深灰色；枝密集。

2　叶在顶端近轮生或松散簇生，革质，倒卵状椭圆形，阳光下可见密集透明油点；中脉在上面稍凹下，在下面隆起。

3　花粉红至深红色，单生叶腋或近顶生；花被片具半透明腺点。

4　聚合果，饱满平直，蓇葖多为8，呈八角形，先端钝或钝尖。

5　种子1粒，扁卵圆形。

果

1 聚合果，多由8个蓇葖果组成，放射状排列于中轴。
2 蓇葖果外表面红棕色，具不规则皱纹，顶端呈鸟喙状，上侧多开裂；内表面淡棕色，平滑，有光泽；质硬而脆。
3 果梗连于果实基部中央，弯曲，常脱落。
4 每个蓇葖果含种子1粒，扁卵圆形，红棕色，光亮。
5 气芳香，味辛、甜。

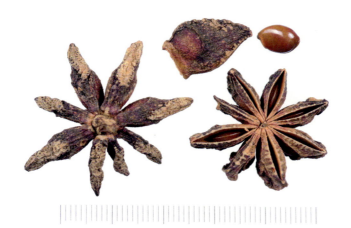
八角茴香药材

药材品质

以个大、色红、油性大、香气浓者为佳。

用途

🌿 药用

功能与主治： 温阳散寒，理气止痛。用于寒疝腹痛，肾虚腰痛，胃寒呕吐，脘腹冷痛等。

中成药原料： 八角茴香为九香止痛丸、寒痛乐熨剂、橄榄晶冲剂、薄荷喉片、四季平安油、暖脐膏、锁阳固精丸、前列通片、茴香橘核丸、伤科万花油、舒胃药酒、三层茴香丸等多种中成药的原料之一。

🍲 **食用**

　　八角茴香味香甜，是著名的调味香料（为五香粉、十三香的主要原料之一）。其富含芳香油，提取后为茴香油，是化妆品、茴香酒、啤酒和食品工业的主要原料。

> **五香牛肉**
>
> 　　牛肉块约 250 克，八角茴香、花椒、肉桂、沙姜、草果、小茴香各适量。将卤水料与适量水一同煮 15 分钟，将洗净的牛肉块放进卤水中，并加入适量酒，中火煮约 40 分钟，取出牛肉，切成薄片即可食用。

附

　　莽草果实外形与八角茴香相似，但其全株均有毒，且尤以果壳毒性大，不可做八角茴香使用。

8 山楂

　　山楂俗称"山里果、红果"。来源于蔷薇科植物山里红（*Crataegus pinnatifida* Bge. var. *major* N. E. Br.）或山楂（*Crataegus pinnatifida* Bge.）的成熟果实；秋季果实成熟时采收，切片，干燥。药用有山楂、焦山楂，善消肉食之积，是大众日常食用的果品。栽培品种，主要栽培于山东、山西、河北、辽宁等省区。

植物特征

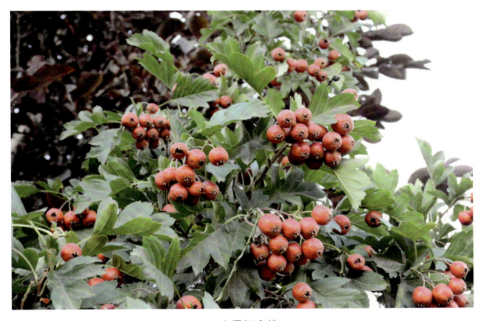

山里红全株

◆ 山里红 ◆

1 落叶乔木，树皮粗糙，具长刺，有时无刺；新生小枝紫褐色；冬芽紫色。

2 叶片宽卵形，两侧常有 3~5 浅裂，边缘有不规则重锯齿，下面叶脉有短柔毛或脉腋有髯毛；托叶镰形，有锯齿。

3 伞房花序，总花梗和花梗均被柔毛；萼筒钟状，密被柔毛；花瓣白色。

4 果实近球形，直径可达 2.5 厘米，深红色，有浅色斑点；小核内面两侧平滑；萼片脱落迟，先端留一圆形深洼。

1　圆形片，皱缩不平。有些可见短而细的果梗或花萼残迹。
2　外皮红色，具皱纹，有灰白色小斑点。
3　果肉深黄色至浅棕色；中部横切片具 5 粒浅黄色果核，核多脱落而中空。
4　气微清香，味酸、微甜。

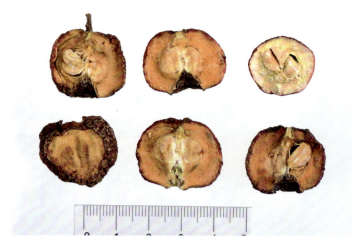

山楂带核纵切面

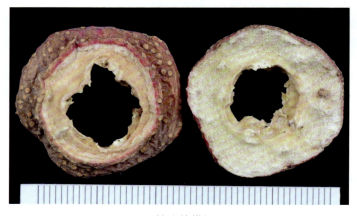

山楂去核横切

药材品质

　　以片大、皮红、肉厚者为佳。

药用

功能与主治：

山楂 消食健胃，行气散瘀，化浊降脂。用于肉食积滞，胃脘胀满，泻痢腹痛，瘀血经闭，产后瘀阻，心腹刺痛，胸痹心痛，疝气疼痛，高脂血症等。

焦山楂 消食导滞作用增强，用于肉食积滞，泻痢不爽等。

中成药原料： 山楂为银丹心脑通软胶囊、降脂宁胶囊、明藿降脂颗粒、乌丹降脂颗粒、血脂平胶囊、山楂内金胶囊（口服液）、调肝和胃丸、大山楂片、小儿和胃消食片、小儿启脾片、小儿扶脾颗粒、食积口服液、山菊降压片（山楂降压片）等多种中成药的原料之一。

食用

山楂为常见水果，常用于鲜食及制作果脯、果汁、茶饮、糕点、果酱、山楂酒等，是大众喜爱的美食。

1 荷叶山楂饮

荷叶、山楂、陈皮适量；洗净，混合，沸水冲泡即可。

2 山楂乌梅汤

山楂、乌梅、罗汉果（剖开）适量，洗净，加水浸泡15分钟，一起倒入砂锅（陶瓷锅最佳，不宜使用铜、铁、铝等金属器具），加水适量，大火煮沸后，转小火煎煮30分钟，放凉后即可饮用。

附

山楂 叶通常两侧各有3~5羽状深裂片，果较小，直径1~1.5厘米。

南山楂 为广东茂名地区的风味水果，来源于蔷薇科植物林檎［*Malus doumeri*（Bois）Chev.］的成熟果实，果皮青黄色，有光泽，斑点不明显，果肉黄白色，肉质细腻，味酸，有涩味，回味生津甘甜。

9 乌梅

乌梅俗称"酸梅、黑梅"。来源于蔷薇科植物梅（*Prunus mume* Siebold & Zucc.）的近成熟果实；夏季果实近成熟时采收，低温烘干后闷至色变黑。是大众日常食用的果品。栽培品种，全国各地均有栽培，主要栽培于四川、云南等省区。

植物特征

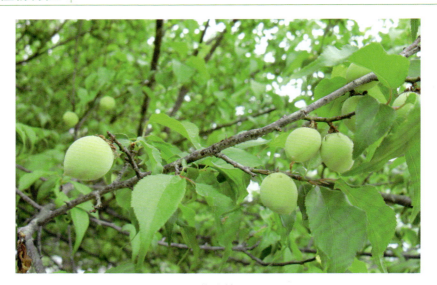

梅全株

1　小乔木；枝条光滑；树皮浅灰色，小枝绿色。

2　叶片卵形，先端尾尖，叶边具小锐锯齿，嫩时两面被毛，后脱落；叶柄有腺体。

3　花单生或2朵同生，香味浓，先于叶开放；花梗短；花萼常红褐色；萼筒宽钟形；花瓣白色至粉红色。

4　果实近球形，黄色或绿白色，被柔毛，味酸；果肉与核粘贴；核顶端具小突尖，腹面和背棱上均有明显纵沟，具蜂窝状孔穴。

花

果

1 类球形或扁球形。

2 表面乌黑色或棕黑色，皱缩不平，基部有圆形果梗痕。

3 果核坚硬，椭圆形，棕黄色，表面有凹点；种子扁卵形，淡黄色。

4 气微，味极酸。

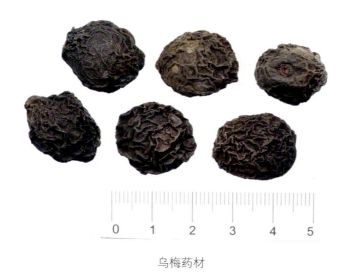

乌梅药材

药材品质

以个大、肉厚、柔润、味极酸者为佳。

用途

🌱 药用

功能与主治： 敛肺，涩肠，生津，安蛔。用于肺虚久咳，久泻久痢，虚热消渴等。

中成药原料： 乌梅为消食颗粒、玉泉颗粒（胶囊）、清音丸、梅苏丸、梅核气丸、肥儿疳积颗粒、固肠止泻丸（胶囊）、小儿泻痢片、止红肠辟丸、乌梅丸、参芪消渴胶囊、清咽丸、温胃舒胶囊、京万红软膏、风湿骨痛片等多种中成药的原料之一。

🍲 **食用**

乌梅口感酸中带甜，广泛用于制作梅饼、梅子酒、梅子酱、饮品等。

1　乌梅冰糖饮

乌梅、山楂、玫瑰花、陈皮适量，一起倒入砂锅（陶瓷锅最佳，不宜使用铜、铁、铝等金属器具），加水大火煮沸后转小火煮约30分钟，加入冰糖适量，放温后饮用。

2　酸梅汤

乌梅、山楂、甘草、黑枣适量，洗净，一起倒入砂锅（陶瓷锅最佳，不宜使用铜、铁、铝等金属器具），加水浸泡1小时，大火煮沸转小火煮约30分钟，放入适量桂花和冰糖，小火煮至冰糖溶化后即可食用。

附

梅的果实未成熟时肉质松脆，汁多，酸度高，风味独特，是制作果脯、青梅酒的常用原料。

10 杏仁

杏仁俗称"杏子"，根据味道的苦甜分为"苦杏仁"和"甜杏仁"。苦杏仁来源于蔷薇科植物山杏（*Prunus armeniaca* L. var. *ansu* Maxim.）、西伯利亚杏（*Prunus sibirica* L.）、东北杏 [*Prunus mandshurica*（Maxim.）Koehne] 或杏（*Prunus armeniaca* L.）的成熟种子；甜杏仁为杏和山杏成熟味甜的种子；夏季采收成熟果实，除去果肉和核壳，取出种子，晒干。苦杏仁多为药用，甜杏仁多为食用。栽培品种，我国各地均有栽培，主要栽培于河北、陕西、山西、甘肃、宁夏、吉林、辽宁、黑龙江等省区。

植物特征

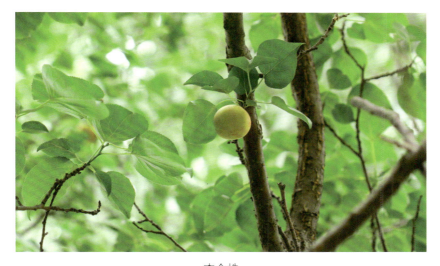

杏全株

◆ **杏** ◆

1　乔木；老枝皮孔大而横生，嫩枝浅红褐色，有光泽，具多数小皮孔。

2　叶片宽卵形，先端急尖，边缘具圆钝锯齿，两面无毛或下面脉腋间具柔毛；叶柄基部具 1~6 腺体。

3　花单生，先于叶开放；花萼紫绿色；萼筒圆筒形，基部被短柔毛；花瓣白色或带红色，具短爪。

4　果实球形，白色、黄色至黄红色，具红晕，微被短柔毛；果肉多汁。核卵形，顶端圆钝，表面稍粗糙或平滑；种仁味苦。

◆ 苦杏仁 ◆

1 扁心形；表面黄棕色至深棕色。

2 一端尖，另端钝圆，肥厚，左右不对称。尖端一侧有短线形种脐，圆端合点处向上具多数深棕色的脉纹。

3 种皮薄，子叶 2，乳白色，富油性。

4 气微，味苦。

◆ 甜杏仁 ◆

性状与苦杏仁相似，但甜杏仁左右略对称，种脊明显，种皮甚厚，味微甜而不苦。

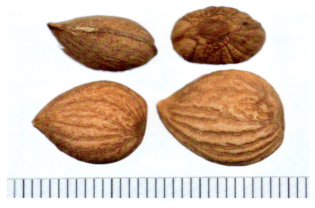

苦杏仁药材

药材品质

以粒大饱满、仁白、不破碎者为佳。

用途

🌿 药用

功能与主治： 降气止咳平喘，润肠通便。用于咳嗽气喘，胸满痰多，肠燥便秘等。

中成药原料： 杏仁为通宣理肺颗粒（片）、橘红片、小儿咳喘灵口服液（冲剂）、小儿止嗽丸、清肺化痰丸、麻杏止咳片（颗粒）、止嗽定喘丸、杏仁止咳糖浆、桑菊感冒冲剂、麻杏甘石合剂、止咳片、喘咳宁片等多种中成药的原料之一。

🍲 食用

杏仁为药膳食疗常用之品，食用形式多样，甜品、糕点、茶饮、菜肴、主食皆可。

---

1 杏仁羹

甜杏仁、山药、核桃肉适量，洗净，去皮打碎和匀，加水适量煮沸后加入适量蜂蜜即可。

2 杏仁粥

甜杏仁、苦杏仁适量，将甜杏仁和苦杏仁去皮尖捣烂，与适量洗净的粳米、水一同放入锅中，先用大火煮沸，后改为小火慢熬成粥。

3 菜干杏仁猪肺汤

菜干、甜杏仁、无花果、猪肺适量；先将猪肺处理干净，切块，焯水；菜干洗净泡软，切段；甜杏仁、无花果洗净；全部一起放入砂锅，加适量水和少许白酒，大火煮沸后改用小火熬2小时，调味即可食用。

附

苦杏仁具有小毒，因含有苦杏仁苷，水解后可产生少量氢氰酸。故在药膳、保健食品制作时，应用沸水浸烫或清水浸泡。甜杏仁药用时药力较缓，偏于润肺止咳，主要用于虚劳咳嗽或津伤便秘。

11 淡豆豉

　　淡豆豉俗称"大豆豉、香豉"。来源于豆科植物大豆〔*Glycine max*（L.）Merr.〕的成熟种子（黑豆）的发酵加工品。豆豉有"咸"和"淡"两种，咸豆豉为日常食用的食材，淡豆豉则为药食同源材料。不仅是治疗感冒和小儿积食的良药，还是日常烹饪常用的调料、食材。栽培品种，全国各地均有栽培，主要栽培于黑龙江、吉林、辽宁等省区。

植物特征

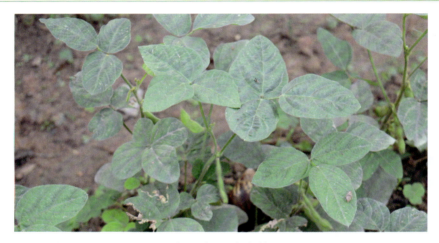

大豆（黑豆）全株

◆ 黑豆 ◆

1　一年生草本；茎粗壮，直立，上部近缠绕状，密被长硬毛。

2　常 3 小叶；托叶被黄色柔毛；叶柄长，具毛；小叶两面具糙毛，顶生小叶，宽卵形，较大，具小尖凸，侧生小叶较小，斜卵形。

3　总状花序，常 5~8 朵无柄、紧挤的花；苞片及花萼均被糙伏毛；花萼深裂成二唇形，裂片 5，密被白色长柔毛，花紫至白色。

4　荚果肥大，长圆形，稍弯，下垂，黄绿色，密被褐黄色长毛。

5　种子 2~5 颗，椭圆形或近球形，种皮光滑，黑色，种脐明显。

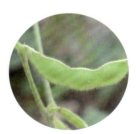

果荚

1 椭圆形，略扁。
2 表面黑色，皱缩不平，一侧有长椭圆形种脐。
3 质稍柔软或脆，断面棕黑色。
4 气香，味微甘。

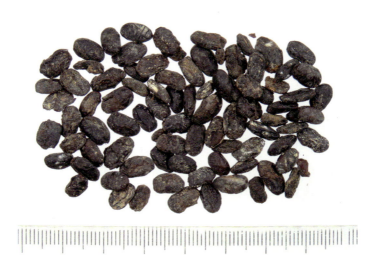

淡豆豉药材

药材品质

以粒大、饱满、色黑者为佳。

用途

🌿 药用

功能与主治： 解表，除烦，宣发郁热。用于感冒，寒热头痛，烦躁胸闷，虚烦不眠等。

中成药原料： 淡豆豉为维 C 银翘片、银翘片（散）、鼻炎灵片、银翘伤风胶囊、银翘解毒丸（浓缩蜜丸/颗粒/胶囊）、小儿豉翘清热颗粒、清热化湿口服液、羚羊感冒片（胶囊）、加味感冒丸、儿童回春丸等多种中成药的原料之一。

🍲 **食用**

淡豆豉为我国传统发酵豆制品调味料，既有豆类的清香，又有酱油的咸香，营养又美味，是家庭菜肴不可或缺的食材。

1 葱白豆豉汤

淡豆豉、葱白适量，将葱白切段，与淡豆豉直接放入锅中，加适量水煮沸后即可饮用。

2 豆豉茶

淡豆豉、薄荷适量，将豆豉洗净，打碎，与薄荷一起放入茶杯，用适量沸水冲泡，代茶饮用。

3 豉香豆腐鱼汤

淡豆豉、鲫鱼、豆腐、鲜香菜、葱白适量；先将香菜和葱白洗净、切碎，淡豆豉、鲫鱼洗净备用；砂锅上火，加油烧热，将鲫鱼和豆腐一起煎香，与淡豆豉一同放入锅中，加清水适量，小火炖约 30 分钟；再放入香菜、葱白，煮沸片刻后加入少许食盐即可食用。

附

淡豆豉和咸豆豉虽均为大豆经过发酵得到的产品，但淡豆豉的发酵工艺更为复杂，期间还需要加入桑叶、青蒿等配料。

⑫ 白扁豆

白扁豆俗称"扁豆、小刀豆"。来源于豆科植物扁豆〔*Lablab purpureus*（L.）Sweet〕的成熟种子；秋、冬二季采收成熟果实，晒干，取出种子，再晒干。药用有白扁豆、炒白扁豆，被称为"祛湿第一豆"，是药食两用佳品。全国各地均有栽培，主要栽培于安徽、河南、湖南、云南等省区。

植物特征

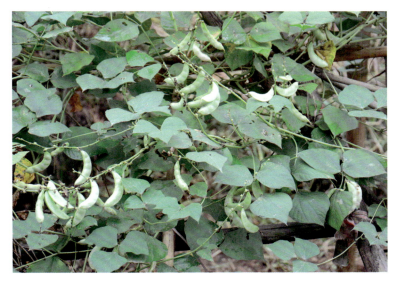

扁豆全株

1　多年生、缠绕藤本。全株几无毛，茎常呈淡紫色。

2　羽状复叶具 3 小叶，小叶宽三角状卵形，侧生小叶丙边不等大，偏斜，先端急尖或渐尖，基部近截平。

3　总状花序，花簇生于每一节上；花萼钟状，花冠白色或紫色，旗瓣圆形。

4　荚果长圆状镰形，扁平；种子扁平，长椭圆形，白色，种脐线形。

花

1 扁椭圆形或扁卵圆形。
2 表面淡黄白色或淡黄色，平滑，一侧边缘有隆起的白色眉状种阜。种皮薄而脆，子叶2，肥厚，黄白色。
3 质坚硬。
4 气微，味淡，嚼之有豆腥气。

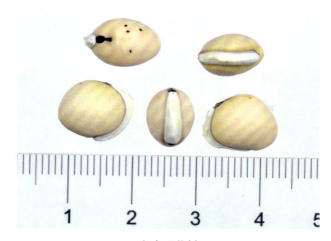

白扁豆药材

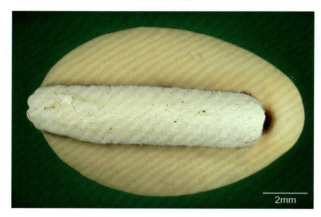

白扁豆种阜（药材局部）

药材品质

以颗粒大、饱满、白色者为佳。

药用

功能与主治：

白扁豆 健脾化湿，和中消暑。用于脾胃虚弱，食欲不振，大便溏泻，白带过多，暑湿吐泻，胸闷腹胀等。

炒白扁豆 健脾化湿。用于脾虚泄泻，白带过多等。

中成药原料： 白扁豆为白蔻调中丸、参术儿康糖浆、肥儿口服液、小儿渗湿止泻散、健脾止泻宁颗粒、快胃舒肝丸、补白颗粒、止泻保童颗粒、消积肥儿丸、六合定中丸、健脾八珍糕、宝儿康糖浆（散）等多种中成药的原料之一。

食用

白扁豆是家庭煲汤食疗养生常用之品，嫩果荚常作蔬菜食用。

1 扁豆小米粥

白扁豆、小米、山药、南瓜适量，白扁豆提前用水浸泡一晚，山药和南瓜去皮切成丁，小米淘洗干净放入清水中浸泡1小时，将白扁豆和小米放入锅中，加水适量，大火煮沸后改小火煮至五分熟，加入山药和南瓜，煮至粥熟即可。

2 白扁豆排骨汤

白扁豆、排骨、生姜适量，白扁豆提前浸泡一晚，将排骨清洗干净后放入沸水中焯去血水，砂锅内水烧开后同时放入扁豆、生姜和排骨，煮至肉烂时放入适量味料调味即可。

附

白扁豆花 为扁豆干燥近开放的花。解暑化湿，和中健脾；用于暑湿、泄泻，赤白带下。扁豆花亦为药食同源之品，常作为花茶或者制作成糕点食用。

此外，扁豆衣为扁豆的种皮，亦供药用。

13 决明子

决明子俗称"草决明、假绿豆"。来源于豆科植物钝叶决明 [*Senna obtusifolia* (L.) H. S. Irwin & Barneby] 或决明（小决明）[*Senna tora* (Linnaeus) Roxburgh] 的成熟种子；秋季采收成熟果实，晒干，打下种子，除去杂质。是养生茶饮的常用之品。栽培品种分布于我国长江流域以南各省区，其中钝叶决明主要栽培于湖北、四川等省区，小决明主要栽培于福建、云南、广西等省区。

植物特征

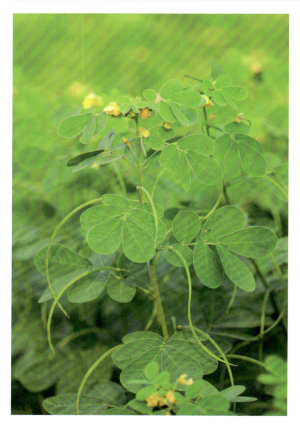

钝叶决明全株

◆ **决明（小决明）** ◆

1 直立、粗壮、一年生亚灌木状草本。

2 小叶 3 对，膜质，倒卵形或倒卵状长椭圆形，顶端圆钝而有小尖头，叶轴上每对小叶间有棒状腺体 1 枚。

3 花腋生，常 2 朵聚生；花瓣黄色。

4 荚果纤细，近四棱形，两端渐尖；种子菱形，光亮。

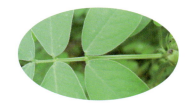

棒状腺体

◆ 决明（钝叶决明）◆

1 略菱方形或短圆柱形，两端平行倾斜。

2 表面绿棕色或暗棕色，平滑有光泽。一端较平坦，另端斜尖，背腹面各有 1 条突起的棱线。

3 种皮薄，子叶 2，黄色，呈 "S" 形折曲并重叠。

4 质坚硬，不易破碎。

5 气微，味微苦。

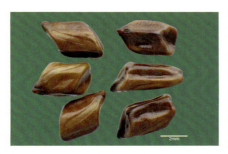 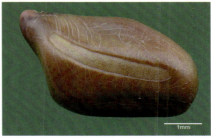

决明　　　　　　　　　　　　棱线

◆ 决明（小决明）◆

短圆柱形，较小。表面棱线两侧各有 1 片宽广的浅黄棕色带。

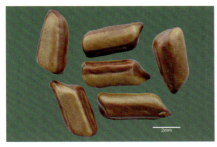 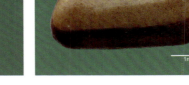

小决明　　　　　　　　　　　棱线

药材品质

以颗粒大小均匀、饱满、绿褐色者为佳。

药用

功能与主治：清热明目，润肠通便。用于目赤涩痛，羞明多泪，头痛眩晕，目暗不明，大便秘结，高血压等。

中成药原料：决明子为降脂宁胶囊、明藿降脂颗粒、决明平脂胶囊、七珠健胃茶、清脑降压颗粒、舒络片、稳压胶囊、养肝还睛丸、明目滋肾片、复方决明片、菊明降压片、清热明目茶、石斛明目丸等多种中成药的原料之一。

食用

决明子可与菊花等一同作为决明子茶食用。

1 山楂决明子茶	2 杞菊决明子茶
山楂、决明子适量，一同放入杯中，倒入适量沸水当茶饮。	枸杞子、菊花、炒决明子适量，一同放入有盖杯中，加适量沸水冲泡，加盖，焖15分钟后即可饮用。

日化用品

决明子除药食两用外，还常用于提取蓝色染料，用作纤维染色。民间还常用作枕头填充物。

附

混淆品 广东潮汕地区把同科植物望江南（*Cassia occidentalis* Linn.）的成熟种子称为"扁草决明"。其实为中药材"望江南子"，含大黄素，有致泻作用；以及含有毒蛋白及柯亚素，对肝、肾有损害作用。应注意区别。

14 赤小豆

赤小豆俗称"红小豆、红豆"。来源于豆科植物赤小豆（*Vigna umbellata* Ohwi et Ohashi）或赤豆（*Vigna angularis* Ohwi et Ohashi）的成熟种子；秋季果实成熟而未开裂时拔取全株，晒干，打下种子，除去杂质，再晒干。既是健脾利湿消肿的佳品，也是制作食疗、药膳、点心的常用原料。栽培品种，全国大部分地区均有栽培，主要栽培于陕西、湖北、贵州、广东、广西等省区。

植物特征

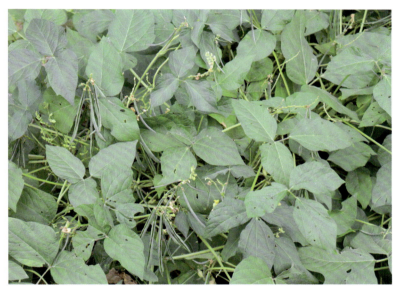

赤小豆全株

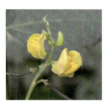

花

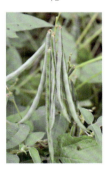

果荚

◆ **赤小豆** ◆

1 一年生草本；茎纤细，幼时被长柔毛，后脱落。

2 羽状复叶具 3 小叶；托叶盾状着生；小叶先端急尖，基部宽楔形，全缘，两面脉具疏毛。

3 总状花序腋生，花 2~3 朵；苞片披针形；花梗着生处有腺体。花黄色；龙骨瓣右侧具长角状附属体。

4 荚果线状圆柱形，种子长椭圆形，常暗红色，种脐凹陷。

◆ 赤小豆 ◆

1 长圆形而稍扁，直径 3~5 毫米。

2 表面紫红色；一侧有线形突起的种脐，偏向一端，白色，约为全长 2/3，中间凹陷成纵沟；另侧有 1 条不明显的棱脊。

3 质硬，不易破碎；子叶 2，乳白色。

4 气微，味微甘。

◆ 赤豆 ◆

1 短圆柱形，两端较平截或钝圆，直径 4~6 毫米。

2 表面暗棕红色，有光泽，种脐不突起。

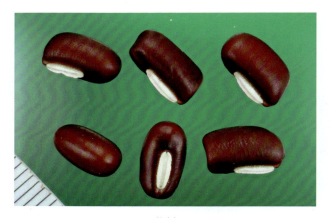

药材

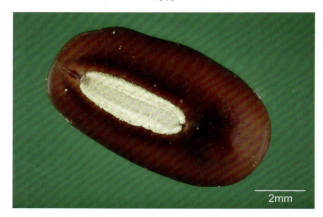

2mm

凹陷种脐

以颗粒饱满、色紫红发暗者为佳。

用途

🌿 药用

功能与主治： 利水消肿，解毒排脓。用于水肿胀满，脚气浮肿，黄疸尿赤，风湿热痹，痈肿疮毒，肠痈腹痛等。

中成药原料： 赤小豆为补白颗粒、追风透骨丸（胶囊／片）、养血荣筋丸、儿童清咽解热口服液、胃炎宁颗粒、肾炎解热片、铁箍散、透表回春丸、加味感冒丸等多种中成药的原料之一。

🍲 食用

赤小豆具有软烂易出沙的特点，是制作豆沙馅、糕点、糖水的必备之品，是食疗炖汤、煮粥的常用原料。

1 赤小豆薏米红莲糖水

赤小豆、薏苡仁、红莲子、百合适量。将全部材料洗净后，清水浸泡约 1 小时，放入锅中加适量水，大火烧开转小火煮烂，加入冰糖适量，焖 30 分钟左右即可食用。

2 三豆沙葛排骨汤

赤小豆、白豇豆、白扁豆、沙葛、无花果、猪排骨适量。将排骨洗净，斩小段；沙葛剥皮，洗净，切厚块；连同洗净的其他食材一起置于砂锅内，加适量水、少许白酒，用大火煮沸后改用小火煮约 1.5 个小时，调味即可食用。

3 赤小豆山楂薏仁粥

赤小豆、薏苡仁、白扁豆、茯苓、山楂、粳米适量。除粳米外，其他材料放入锅中浸泡 30 分钟；粳米洗净，倒入浸泡食材的锅中，加适量水，大火煮沸 10 分钟后改小火煮 20 分钟，调味即可食用。

15 佛手

佛手俗称"佛手柑、五指柑"。来源于芸香科植物佛手（*Citrus medica* L. var. *sarcodactylis* Swingle）的果实；秋季果实尚未变黄或变黄时采收，纵切成薄片，晒干或低温干燥。为广东省"粤八味"之一，可加工成保健食品、饮料、果脯等。栽培品种，主要栽培于广东、浙江、四川、福建、江西、广西及云南等省区。

植物特征

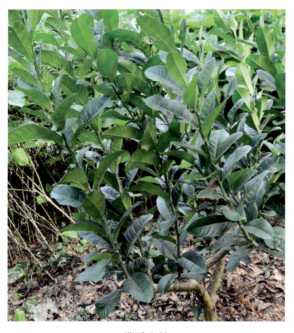

佛手全株

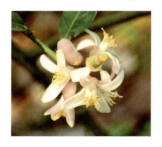

花　　　　　　果实

◆ 佛手 ◆

1 常绿灌木。枝有短而硬的刺。

2 单叶互生，叶片革质，长椭圆形。

3 花单生，簇生，花瓣白色，雄蕊多数。

4 柑果卵形或长圆形，先端分裂如拳状，或张开似指尖，表面橙黄色，粗糙。

1 类椭圆形或卵圆形的薄片。
2 顶端稍宽，常有 3~5 个手指状的裂瓣。
3 外皮橙黄色，有皱纹和油点。果肉浅黄白色，俗称"金边白肉"。
4 质硬而脆，受潮后柔韧。
5 气香，味微甜后苦。

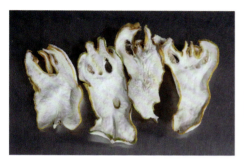
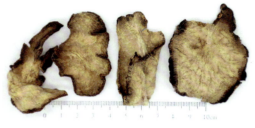

饮片（金边白肉）　　　　　　　　　　饮片（制）

药材品质

以片大、皮黄、肉白、香气浓者为佳。

用途

🌿 药用

功能与主治： 和胃止痛，燥湿化痰。用于肝胃气滞，胸胁胀痛，胃脘痞满，食少呕吐，咳嗽痰多等。

中成药原料： 佛手为金佛止痛丸、平肝舒络丸、肝郁调经膏等多种中成药的原料之一。

保健食品： 佛手果煎汁对老年人气管炎、哮喘病有明显缓解作用，对一般人的消化不良、胸腹胀闷，有更为显著的疗效。目前已开发出佛手露和佛手冲剂等保健滋补品和饮料。佛手花的功效为疏肝理气、和胃止痛，用于治疗肝胃气痛，与佛手果效用相同，气味稍逊。

🍲 食用

佛手素有"一味佛手饮，善解心忧愁"的说法，果脯中尤以"潮汕老香黄"

而闻名，为潮汕三宝之首。

1 佛手茶

干佛手适量，置于密闭容器中，开水冲泡即可。

2 潮汕老香黄

用佛手的果实腌制而成。炮制时，加蜂蜜等药材，几腌几制，尘封瓦瓮中，直至其油亮漆黑，状态绵绵如膏。具有增进食欲、理气化痰功效，可利于缓解胃痛、腹胀、呕吐、嗝噎、痰多咳喘等。一踏入潮汕人开的凉果店，"老香黄"特有的佛手陈香令人回味。老香黄成为潮汕人家庭必备的药用凉果，且久藏不坏，愈久药效愈佳。

香精及化妆品

佛手的叶、花及果中提炼的精油可作为天然香料广泛应用于食用香精及化妆品。

观赏

佛手还具有较高的观赏价值，也是室内案头陈放闻香观赏的佳品。

附

佛手瓜 民间用于食用的佛手瓜为葫芦科植物佛手瓜［*Sechium edule*（Jacq.）Swartz］，其质清脆，含有丰富营养；与佛手有着本质区别。

⑯ 花椒

花椒俗称"秦椒、蜀椒"。来源于芸香科植物青椒（*Zanthoxylum schiaifolium* Sieb. et Zucc.）或花椒（*Zanthoxylum bungeanum* Maxim.）的成熟果皮；秋季采收成熟果实，晒干，除去种子和杂质。始载于《尔雅》，为我国传统调味料。栽培品种，全国各地均有栽培，主要栽培于陕西、青海、宁夏、甘肃、四川、辽宁、河北、山东、河南、云南等省区。

植物特征

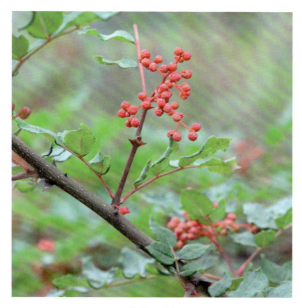

花椒全株

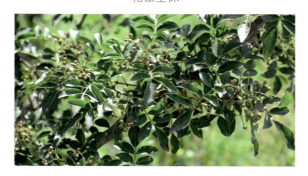

青椒全株

◆ 花椒 ◆

1 落叶小乔木；茎干刺早落，枝有短刺。

2 叶轴具狭窄叶翼；小叶 5~13 片，对生，无柄，卵形，叶缘有细裂齿，齿缝有油点，叶背干后有红褐色斑纹。

3 花序顶生，花序轴及花梗密可见短柔毛；花被片 6~8，黄绿色。

4 果紫红色，散生微凸起的油点；种子黑色，多数。

青椒果

◆ **青椒** ◆

1 2~3 个蓇葖果集生于小果梗，球形，沿腹缝线开裂。

2 外表面灰绿色，散有油点和细密网状隆起皱纹；内表面类白色，光滑。

3 内果皮由基部与外果皮分离。

4 残存种子呈卵形，黑色有光泽。

5 气香，味微甜而辛。

◆ **花椒** ◆

1 蓇葖果多单生。

2 外表面紫红色，散有多数疣状突起的油点，对光半透明；内表面淡黄色。

3 香气浓，味麻辣而持久。

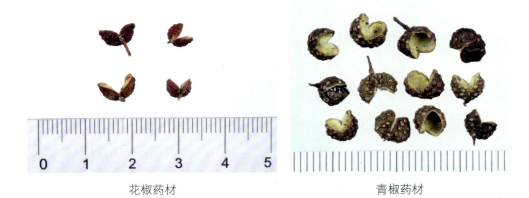

花椒药材　　　　　　　　　　青椒药材

药材品质

花椒以粒大、色紫红、香气浓烈者为佳；青椒以粒大、色灰绿、香气浓烈者
为佳。

用途

🕊 **药用**

功能与主治：温中止痛，杀虫止痒。用于脘腹冷痛，呕吐泄泻，虫积腹痛；
外治湿疹、阴痒等。

中成药原料：花椒为中成药通络祛痛膏、化癥回生片、乌梅丸、全鹿丸、拨
云退翳丸、癣湿药水、紫花烧伤软膏、通脉降脂胶囊、紫椒癣酊、武力拔寒散、

肤疾洗剂、擦癣药水、固肠胶囊等多种中成药的原料之一。

🍲 **食用**

花椒香气浓郁，是烹饪中提味、去腥减膻的必备佳品。可制作成花椒面、花椒盐、花椒油使用。

1 花椒红糖汤

花椒、红糖适量。花椒洗净，与适量水一同放入锅中，大火煮沸后转小火煎煮约 30 分钟，加入红糖搅拌溶化即可。

2 花椒炖雪梨

花椒适量，雪梨 1 个。雪梨洗净，去心，加入花椒和适量水，上锅蒸约 30 分钟，食用前去花椒，食雪梨肉及汁水。

3 花椒鸡

花椒、鸡、姜、葱适量。将处理好的整鸡放入开水锅内煮至九成熟取出，剁成块，在碗内逐块摆放整齐，将姜、葱放在上面；用香油大火炸焦花椒，浇于鸡块上，调匀酱油、醋、食盐等味料一同浇于鸡块，即可食用。

附

花椒或青椒的种子、茎、叶及根均可入药，分别称为椒目、花椒茎、花椒叶、花椒根。椒目利水消肿，祛痰平喘；花椒茎祛风散寒；花椒叶温中散寒，燥湿健脾，杀虫解毒；花椒根散寒除湿，止痛，杀虫。

藤椒 来源于竹叶花椒（*Zanthoxylum armatum* DC.）的未成熟果实，具有浓郁的麻香味，多直接食用或以调料入味，在餐饮中广泛运用。

17 陈皮

陈皮俗称"橘皮,贵老,广陈皮"。来源于芸香科植物橘(*Citrus reticulata* Blanco)及其栽培变种的成熟果皮;药材分为"陈皮"和"广陈皮",广陈皮来源于茶枝柑(*Citrus reticulata* 'Chachiensis'),产广东新会并于当地陈化三年以上者,又称为"新会陈皮",历史上有冈州(今新会)红皮之称;采摘成熟果实,剥取果皮,晒干或低温干燥。广陈皮为"粤八味"之一。栽培品种,陈皮主要栽培于浙江、湖南、四川、贵州等省区,广陈皮主要栽培于广西和广东,其中产广东新会者品质最优,最具盛名。

植物特征

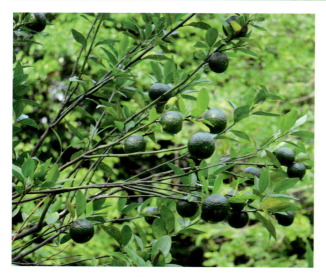

茶枝柑全株

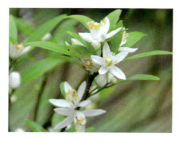

花

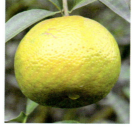

果实

◆ **柑橘** ◆

1 小乔木,分枝多,枝刺较少。

2 单身复叶,披针形,顶端常有凹口。

3 花单生,白色;雄蕊花柱细长,柱头头状。

4 果扁圆形至近圆球形,果皮薄而光滑,或厚而粗糙,淡黄色或深红色,易剥离,果肉酸或甜或有苦味。

◆ **茶枝柑** ◆

果扁圆形,皮厚而粗糙,多有瘢痕,果顶略凹,柱痕明显,蒂部四周可见放射沟,成熟时深橙黄色,易剥离,果肉酸略带苦味。

◆ **陈皮** ◆

1 常剥成数瓣，基部相连，有的呈不规则片状。

2 外表面橙红色，有细皱纹和凹下的点状油室。

3 内表面浅黄白色，粗糙，附筋络状维管束。

4 质稍硬而脆。

5 气香，味辛、苦。

◆ **广陈皮** ◆

1 常剥成3瓣，形状整齐，厚度均匀。

2 外表面橙黄色至棕褐色，点状油室较大，对光照视，透明清晰。

3 质较柔软。

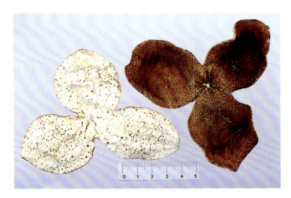

广陈皮药材

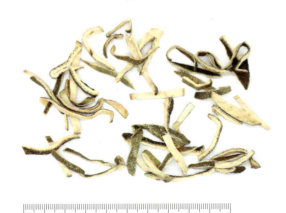

青皮

药材品质

以瓣大完整、色鲜艳、质柔软、香气浓者为佳。

用途

🌿 药用

功能与主治：理气健脾，燥湿化痰。用于脘腹胀满，食少吐泻，咳嗽痰多等。

中成药原料：陈皮为通宣理肺颗粒（片）、小儿肺咳颗粒、小儿扶脾颗粒、阳和解凝膏、通窍耳聋丸、保和丸、香砂六君子丸、香附丸、补中益气丸（合剂）、杏仁止咳糖浆、香砂和中丸、利膈丸、藿香正气丸等多种中成药的原料之一；广陈皮为平安丸等中成药的原料之一。

🍲 食用

陈皮常作为陈皮绿豆沙、泡茶、药膳等食疗养生的食材；亦常用作调香剂，尤其是从鲜柑橘皮中提取的芳香性挥发油用量较大。

---

1 陈皮绿豆沙

　　绿豆浸泡约 30 分钟，适量陈皮切细丝。锅中放入适量水，烧开后放入绿豆，小火煮至水变绿后放入陈皮丝，也可加入少量芸香，继续煮约 30 分钟即可。

2 陈皮茶

　　将适量广陈皮置于煮水壶中，沸水清洗广陈皮表面杂质（醒皮），倒去醒皮水，加水适量，沸腾后等待茶汤转色即可停火。煮泡后的每泡保留三分之一茶汤续煮，可重复泡煮多次。

---

3 香酥陈皮骨

　　广陈皮、排骨适量。排骨砍段，洗净沥干；广陈皮浸泡后切成碎末；将排骨段、广陈皮碎末一同放入碗中，加入适量八角、蒜瓣、食盐、蚝油、黄酒、酱油（生抽）腌制约 15 分钟，上蒸锅，中火蒸约 15 分钟；取土豆淀粉、大米粉及小苏打适量，搅拌均匀制成脆皮粉，蒸好的排骨裹上一层薄粉，于热油锅中炸至焦黄色即可捞出食用。

栽培变种 主要有茶枝柑［*Citrus reticulata* 'Chachi ensis'（广陈皮）］、大红袍（*Citrus reticulata* 'Dahongpao'）、温州蜜柑（*Citrus reticulata* 'Unshiu'）、福橘（*Citrus reticulata* 'Tangerina'）等。

价值 "新会陈皮"为国家地理标志产品、国家地理标志证明商标、广东省第一批立法保护的 8 个岭南中药材之一。

其他药用部位

橘核 柑橘的种子。理气、散结、止痛；用于疝气疼痛，睾丸肿痛，乳痈乳癖。

橘红 柑橘成熟果实的橙红色外果皮。理气宽中，燥湿化痰；用于咳嗽痰多，食积伤酒，呕吐痞闷。

橘络 柑橘果皮与果肉之间的网状络丝（维管束群）。通络、化痰止咳；用于咳嗽痰多，胸胁作痛。

青皮 柑橘未成熟的青绿色果皮（四花青皮）或幼小果实（个青皮）。疏肝破气，消积化滞；用于胸胁胀痛，疝气疼痛，乳痈，乳癖，食积气滞，脘腹胀痛。

18 余甘子

　　余甘子俗称"油甘、牛甘果"。来源于大戟科植物余甘子（*Phyllanthus emblica* L.）的成熟果实；夏秋季节果实成熟时采收，除去杂质，干燥。其味酸甜、微涩，岭南地区将鲜果做水果食用。栽培或野生，主要分布于广东、福建、广西、云南等省区。

植物特征

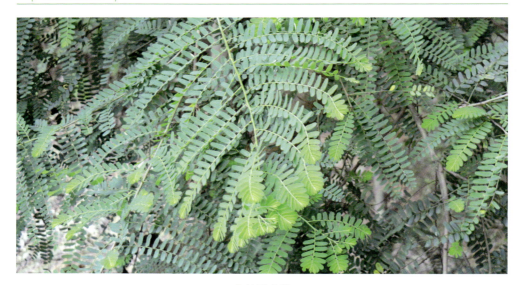

余甘子全株

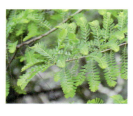
叶

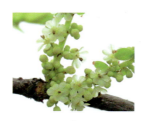
花

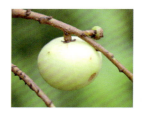
果

1　乔木，树皮浅褐色；枝条具纵细条纹。

2　叶片纸质至革质，二列，线状长圆形，顶端截平或钝圆，基部浅心形而稍偏斜。

3　多朵雄花和1朵雌花或全为雄花组成腋生聚伞花序；花被片6。

4　核果，球状，外果皮肉质，淡绿色或者淡黄白色，内果皮壳质。

1 球形，表面棕褐色或墨绿色，有浅黄色颗粒状突起，具皱纹。

2 内果皮黄白色，硬核样，表面略具6棱，背缝线偏上部有数条筋脉纹，干后可裂成6瓣，种子6，近三棱形，棕色。

3 气微，味酸涩、回甜。

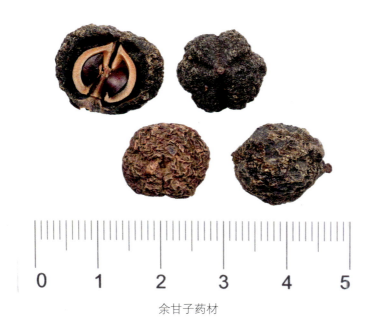

余甘子药材

药材品质

以个大、肉厚、无果柄、酸甜味浓者为佳。

用途

🌱 **药用**

功能与主治： 清热凉血，消食健胃，生津止咳。用于血热血瘀，消化不良，腹胀，咳嗽，喉痛，口干等。

中成药原料： 余甘子为余甘子喉片、六味明目丸、益肝活血明目丸、风湿塞隆胶囊、大黄利胆胶囊、余麦口咽合剂、喉舒口含片、如意珍宝丸、清肺止咳丸、大黄利胆片等多种中成药的原料之一。

🍲 **食用**

　　余甘子生品入口酸涩，但咀嚼后可生津回甘，可开胃消食；常腌制成果脯食用，或用作泡酒，或制作成食盐浸渍的果汁"余甘露"。

1　盐余甘子

　　余甘子、食盐、冰糖适量。余甘子洗净，晾干，划小口，放入密封罐，加入食盐、冰糖、凉开水，密封7天后即可食用。适用于急慢性咽炎、咳嗽、痰黄等症。

2　余甘子果脯

　　余甘子、蜂蜜适量。余甘子洗净，放入蒸锅中蒸熟，去核，和蜂蜜一起加入不粘锅中炒干即可。适用于急慢性咽炎、咳嗽、痰黄、口干等症。

3　余甘子酒

　　余甘子、酒适量。余甘子洗净，晾干，划小口，把余甘子放入容器中，倒入白酒，泡1个月即可。外用于痛风性关节炎（热痹）、烫伤、白癜风等。饮用可加冰糖。

4　余甘子排骨汤

　　排骨、余甘子、生姜适量。排骨焯水，锅放入排骨、余甘子、姜片及适量水，大火煮沸改小火炖约60分钟，加入味料调味即可。可用于咳嗽、痰黄、发热后的体质恢复等。

附

　　余甘子味甘、涩，性凉，富含单宁、酚酸类物质，脾胃虚寒者慎食。

19 龙眼肉

　　龙眼肉俗称"龙眼干、桂圆肉、益智"。来源于无患子科植物龙眼（*Dinocarpus longan* Lour.）的假种皮；夏、秋二季采收成熟果实，除去壳、核，晒至干爽不黏。为滋补上品，古有"南桂圆，北人参"之称。栽培品种，主要栽培于广东、广西、福建、云南、海南等省区。

植物特征

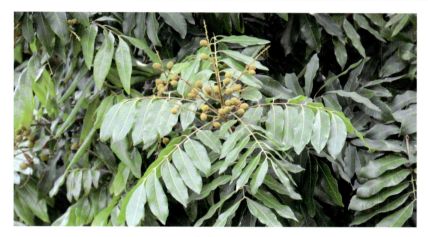

龙眼全株

1　常绿乔木；具板根，小枝粗壮，散生皮孔。

2　小叶 4~5 对，薄革质，长圆状椭圆形，基部不对称，上面深绿色，背面粉绿色，两面无毛。

3　花序大型，多分枝，密被星状毛；萼片两面均被褐黄色绒毛；花瓣乳白色，披针形。

4　果近球形，黄褐色，稍粗糙；种子茶褐色，光亮，被肉质假种皮包裹。

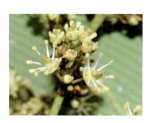

花

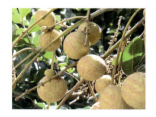

果

1 为纵向破裂的不规则薄片，或呈囊状。
2 棕黄色至棕褐色，半透明。
3 外表面皱缩不平，内表面光亮有细皱；薄片者质柔润，囊状者质稍硬。
4 气微香，味甜。

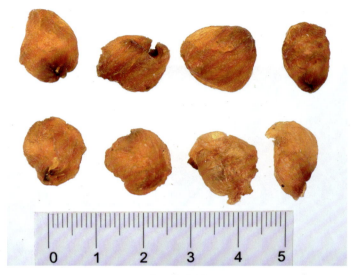

龙眼肉药材

药材品质

以片大而厚、色棕黄、半透明、甜味浓者为佳。

用途

药用

功能与主治： 补益心脾，养血安神。用于气血不足，心悸怔忡，健忘失眠，血虚萎黄等。

中成药原料： 龙眼肉为归脾丸（颗粒／合剂／膏）、养心宁神丸、升气养元糖浆、安坤赞育丸、参茸保胎丸、人参归脾丸、消疲灵颗粒、滋补参茸丸等多种中成药的原料之一。

食用

新鲜龙眼肉质极嫩，汁多甜蜜，美味可口，是岭南有名的水果，是做茶饮、煮粥、煲汤等养生食疗的佳品。

1 桂圆红枣枸杞茶

龙眼肉、红枣、枸杞子适量。红枣去核，与龙眼肉、枸杞子一同放入杯中，加沸水冲泡约 10 分钟，放温饮用。用于气血不足、血虚萎黄等。

2 桂圆莲子粥

莲子（去心）、红枣、龙眼肉、糯米适量，一同放入锅中加入适量水，大火煮沸后小火煲至米熟烂，加入红糖适量即可食用。用于心悸怔忡、健忘失眠等。

3 心脾两安汤

龙眼肉、新鲜莲子、猪脊骨、生姜适量洗净后一同放入锅中，大火煮沸后转小火煲约 1 小时，加味料即可食用。用于气血不足、健忘心悸、脸色萎黄等。

㉔ 大枣

　　大枣俗称"红枣、干枣、枣子"。来源于鼠李科植物枣（*Ziziphus jujuba* Mill.）的成熟果实；秋季果实成熟时采收，晒干。为滋补佳品，被列为"五果"（桃、李、梅、杏、枣）之一，有"天然维生素丸"的美誉。栽培品种，全国各地均有栽培，主要栽培于新疆、山西、河北、山东、甘肃、河南等省区。

植物特征

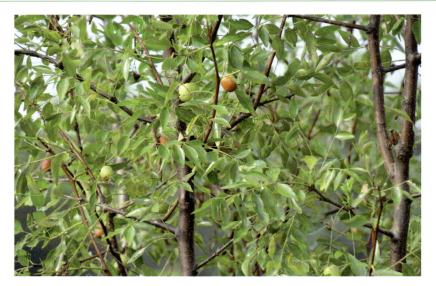

枣全株

1　落叶小乔木；长枝之字形，托叶刺2，长刺粗直，短刺下弯；短枝短粗；新枝下垂，单生或多个簇生于短枝。

2　叶纸质，卵形，顶端具小尖头，边缘有锯齿；托叶刺纤细。

3　花黄绿色，两性，单生或多个密集成腋生聚伞花序；花瓣基部有爪；花盘厚，肉质。

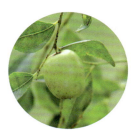

4　核果矩圆形，成熟时红色，中果皮肉质厚，味甜；核两端锐尖。

果

1 椭圆形或球形；表面暗红色，略带光泽，有不规则皱纹。
2 基部凹陷，有短果梗。
3 外果皮薄，中果皮棕黄色，肉质柔软，富糖性而油润。
4 果核纺锤形，两端锐尖，质坚硬。
5 气微香，味甜。

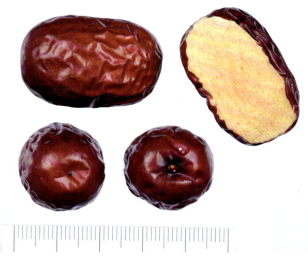

大枣药材

药材品质

以个大、色红、肉质油润者为佳。

用途

🌿 药用

功能与主治： 补中益气，养血安神。用于脾虚食少，乏力便溏等。

中成药原料： 大枣为补肾益脑丸、天王补心丹（丸）、归脾丸（合剂）、四神片、健脑丸、薯蓣丸、养心安神丸、坤宝丸、调经养血丸、香砂六君丸、藿香正气丸、香砂养胃丸、小柴胡颗粒等多种中成药的原料之一。

🍲 **食用**

民间有"一日食三枣，百岁不显老""要使皮肤好，粥里加红枣"之说，为养生食疗必备之品。

1 姜枣茶

红枣、生姜、红糖适量，与适量水一同放入煮水壶煮沸即可，或泡水代茶饮。用于暖胃养颜等。

2 红枣枸杞乌鸡汤

红枣（去核）、枸杞子、生姜适量，乌鸡1只。红枣、枸杞子洗净；乌鸡洗净后切成小块；锅中加适量水，放入鸡肉，大火煮沸后再煮3分钟捞出；将乌鸡放入汤锅，加适量水，加姜片煮约30分钟，放入红枣、枸杞子，再煮约20分钟，加味料调味即可食用。用于病后抵抗力下降、体质功能虚弱、血虚萎黄等。

3 红枣银耳羹

红枣、银耳适量。银耳泡发后摘去蒂头，撕成小块，与红枣、冰糖、适量水一起放入锅中，大火煮沸后改用小火煮约30分钟，即可食用。用于皮肤干燥症等。

4 红枣黑米红豆粥

红枣（去核）、黑米、红豆、花生适量。花生、红枣洗净；黑米提前泡半天（中途换水）；全部材料放入锅中，加水适量，大火煮沸，转小火煮熟即可食用。用于病后抵抗力下降、体质功能虚弱等。

附

南枣 为漆树科植物南酸枣［*Choerospondias axillaris*（Roxb.）B. L. Burtt & A. W. Hill］的成熟果实，其果核较大且坚硬，顶端具有五个眼，又称为"五眼果"。果肉酸甜，可食用、酿酒、制作酸枣糕。具有行气活血、养心安神的作用。用于气滞血瘀、胸痹作痛、心悸气短、心神不安等。

㉑ 枳椇

枳椇俗称"拐枣、南枳椇、万寿果"。来源于鼠李科植物枳椇（*Hovenia acerba* Lindl.）的成熟种子及果序分枝；秋、冬二季采摘肉质果柄及果实，除去枝梗，蒸熟，晒干。种子具有良好的解酒效果，肉质膨大的果序轴含丰富的糖分，常作水果食用。栽培品种，我国大部分地区均有栽培，主产于陕西、湖北、江西等省区。

植物特征

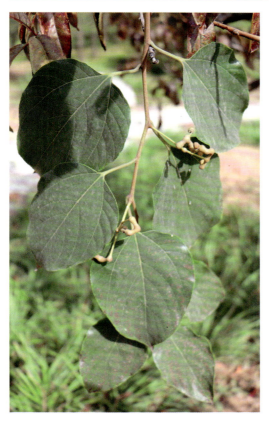

枳椇全株

◆ **枳椇** ◆

1 大乔木；小枝褐色，被短柔毛，皮孔明显。

2 叶互生，厚纸质，宽卵形，顶端渐尖，边缘具细锯齿，上面无毛，下面沿脉被短柔毛。

3 二歧式聚伞圆锥花序，被短柔毛；花两性，萼片具网状脉，花瓣椭圆状匙形，具短爪；花盘被柔毛。

4 浆果状核果近球形，成熟时黄褐色，果序轴明显膨大、肉质肥厚、扭曲，种子暗褐色。

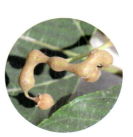

果柄

1　形状扭曲如鸡爪样分枝，表面棕褐色，具皱纹。
2　分枝顶端着生 1 枚棱状球形果实，果皮薄，易破裂，内含种子 3 枚。
3　种子表面暗褐色，平滑有光泽，腹面有一纵棱线，种皮坚硬。
4　气微，味微甜；种子味苦、微涩。

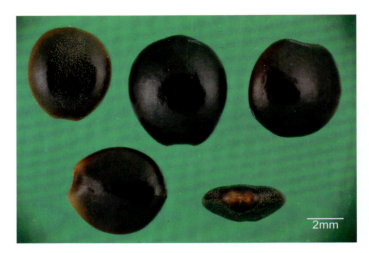

2mm

枳椇药材

药材品质

以红褐色、肉多、无枝梗者为佳。

用途

🌿 药用

功能与主治： 除烦止渴，解酒毒，利二便。用于小腹拘急，烦热，呕吐，酒醉，二便不利等。

中成药原料： 枳椇子为药制橄榄盐等中成药的原料之一。

🍲 食用

民间常有"树上结糖果，滋补又解酒"的说法，其果序轴可生食、酿酒、泡酒、熬糖，常用以浸制"拐枣酒"。

1　解酒粥

鲜枳椇、大米适量。将鲜枳椇洗净，加水适量，浸泡 10 分钟后水煎取汁，加大米煮为稀粥服食。

2　枳椇甘蔗饮

鲜枳椇、甘蔗适量。将鲜枳椇水煎取汁，甘蔗榨汁，两者混匀服用。能生津止渴，用于醉酒、心胸烦热。

3　枳椇子猪肺汤

枳椇子、猪肺适量。枳椇子洗净捣碎，猪肺洗净并切成小块，与适量红蔗糖，加水适量，小火炖约 1 小时，加适量味料调味即可食用。

附

枳椇的叶、皮及根亦可入药。

枳椇叶　清热解毒，除烦止渴。用于风热感冒，酒醉烦渴，呕吐。

枳椇皮　活血舒筋，消食，疗痔。用于筋脉拘挛，食积，痔疮。

枳椇根　祛风活血，止血，解酒。用于风湿筋骨痛，劳伤咳嗽，咯血，小儿惊风，酒醉。

㉒ 黑芝麻

　　黑芝麻俗称"芝麻、胡麻、油麻"。来源于芝麻科植物芝麻（*Sesamum indicum* L.）的成熟种子；秋季果实成熟时采割植株，晒干，打下种子，除去杂质，再晒干。芝麻的种子有黑白两种之分，黑者为黑芝麻，白者为白芝麻，素有"取油以白者为胜，服食以黑者为良"的说法。可平补肝肾，乌黑发，民间常有"补药一堆，不如黑芝麻一把"的说法。栽培品种，我国各地均有栽培，主产于黑龙江、山西、河南等省区。

植物特征

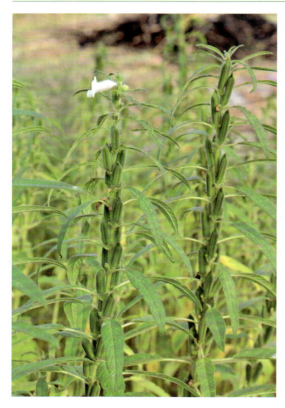

芝麻（黑芝麻）全株

◆ **芝麻（黑芝麻）** ◆

1. 一年生直立草本，中空或具白色髓部，微有毛。
2. 叶矩圆形，下部叶掌状3裂，中部叶有齿缺，上部叶近全缘。
3. 花单生或2~3朵生于叶腋；花萼裂片披针形，被柔毛；花冠筒状，白色。
4. 蒴果矩圆形，有纵棱，直立，被毛。
5. 种子黑色。

花

1 扁卵圆形，长约 3 毫米，宽约 2 毫米。
2 黑色，平滑或有网状皱纹，尖端有棕色点状种脐。
3 种皮薄，子叶 2，白色，富油性。
4 气微，味甘，有油香气。

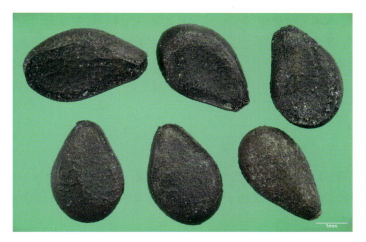

黑芝麻药材

药材品质

以籽粒大、饱满、色黑者为佳。

用途

药用

功能与主治： 补肝肾，益精血，润肠燥。用于精血亏虚，头晕眼花，耳鸣耳聋，须发早白，病后脱发，肠燥便秘。

中成药原料： 黑芝麻为滋补生发片、养心定悸口服液（膏）、首乌丸、芪黄通秘软胶囊、颈痛灵、桑麻口服液、七宝美髯胶囊、养血补肾丸、华容口服液、生发丸等多种中成药的原料之一。

🍲 **食用**

黑芝麻被称为"百谷之冠"，富含脂肪和蛋白质，是制作居家美食的常用原料。

1 黑芝麻糊

黑芝麻、大米、白糖适量。将大米、黑芝麻洗净捣烂，加水煮沸或糊状，加入白糖即可食用。

2 黑芝麻蜂蜜粥

黑芝麻、大米、蜂蜜适量。黑芝麻洗净备用，大米洗净置于锅内，加水适量；大火煮沸后转中火，加入黑芝麻煮至粥浓稠状，加入蜂蜜拌匀即可。用于少发、脱发、习惯性便秘等。

3 薏米黑芝麻红枣粥

粳米、薏苡仁、红枣（去核）、黑芝麻粉适量。薏苡仁、粳米洗净泡胀，加水煮约 30 分钟，放入红枣再煮 10 分钟，倒入黑芝麻粉，搅拌均匀，即可食用。用于少发、脱发等。

23 青果

青果俗称"橄榄、白榄、黄榄"。来源于橄榄科植物橄榄 [*Canarium album* (Lour.) Rauesch.] 的成熟果实；秋季果实成熟时采收，干燥。新鲜青果初入口时酸、苦、涩均有，慢慢咀嚼后转而生津，齿颊留芳，回味甘甜，味道在百果中独成一味，常作水果食用。栽培品种，主要栽培于广东、福建、重庆、四川等省区。

植物特征

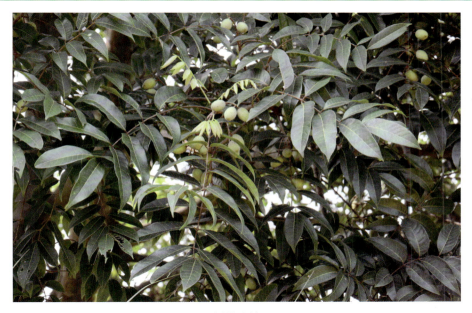

橄榄全株

1 乔木，小枝幼时被黄棕色绒毛。
2 奇数羽状复叶，小叶 3~6 对，革质，披针形或椭圆形，叶脉明显，中脉发达。
3 花序腋生，雄花序为聚伞圆锥花序，雌花序为总状。
4 果序具 1~6 果。核果，成熟时黄绿色。

1　梭形，两端钝尖，中部较圆。
2　表面棕黄色或黑褐色，凹凸不平，有抽沟及浅皱纹。果肉柔韧，灰棕色或棕褐色，可与果核剥离。
3　果核梭形，红棕色，具棱线六条。
4　横切面有3室，每室含种子1枚，为细长梭形，种皮红棕色，种仁白色，富油性。
5　质坚硬。
6　气微，味酸微涩，嚼之有回甘味。

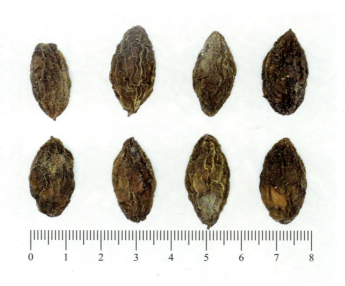

青果药材

药材品质

以个大、坚实、灰绿色者为佳。

用途

🌿 **药用**

功能与主治： 清肺，利咽，生津，解毒。用于咽喉肿痛，暑热烦渴，肠炎，腹泻，咯血，阴囊湿疹，可解河豚毒及醒酒等。

中成药原料：青果为橄榄晶冲剂（颗粒）、咽炎片、抗扁桃腺炎合剂、痔疮栓、药制橄榄盐、喉痛丸、清咽润喉丸、小儿抗痫胶囊等多种口成药的原料之一。

🍲 食用

青果为我国南方常见水果，具有入口初涩，而咀嚼后香甜可口的独特风味，不仅可生食或渍制成果脯，还可煲汤。

1 橄榄猪肺汤

猪肺、排骨适量，少量橄榄、瑶柱、姜片。猪肺、排骨洗净切块，橄榄洗净，与瑶柱、姜片一同放入锅内，加水适量，煮沸后小火再煮 30 分钟，调味即可食用。用于咳嗽痰多等。

2 雪梨橄榄瘦肉汤

橄榄、雪梨、猪瘦肉、川贝母、无花果、姜适量。猪瘦肉切小块，橄榄用刀拍开，雪梨切块去核。猪瘦肉焯水，加入川贝母、无花果、橄榄、姜片、雪梨，加水适量，大火煮沸后转小火慢煮 30 分钟，加味料调味即可。用于声音沙哑、咳嗽痰多、少气乏力等。

附

乌榄　农贸市场、食品超市所售菜肴配料佳品"榄角""榄豉"亦常被称为"橄榄"，但其为橄榄同科同属植物乌榄果肉所腌制而成。

藏青果　广东有的地区把诃子幼果"藏青果"（西青果）简称为"青果"，易与正文所述品种混淆，应予区别。

工业价值

橄榄种仁　可榨油，广泛运用于肥皂、润滑油制作。但须与日常调味食用的"橄榄油"做区别，食用橄榄油来源于木犀科木犀榄属的油橄榄。

橄榄木材　灰黄褐色，材质坚实，是优良的家具制作材料。

㉔ 桃金娘果

　　桃金娘果俗称"岗稔、山稔、乌肚子"。来源于桃金娘科植物桃金娘［*Rhodomyrtus tomentosa*（Ait.）Hassk.］的成熟果实；秋季采收成熟的果实，干燥。其根亦可入药，桃金娘果于民间多当野果食用。野生品种，主要分布于广东、广西、福建、江西、贵州、云南等省区。

植物特征

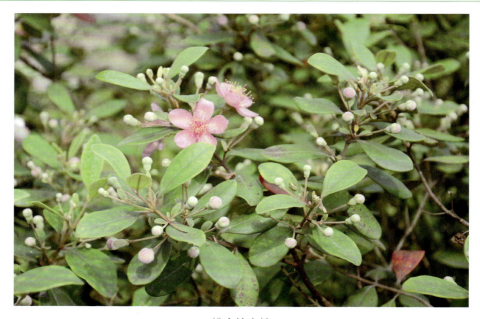

桃金娘全株

1　灌木；嫩枝有灰白色柔毛。
2　叶对生，革质，先端常微凹入，上面发亮，下面有灰色茸毛，离基三出脉。
3　花有长梗，常单生，紫红色。
4　浆果卵状壶形，先青绿色后红棕色，熟时紫黑色。

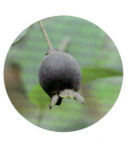

果实

1 长圆球形，一端稍尖；表面棕黑色或灰褐色，皱缩，有短茸毛，顶端平截，有 5 裂宿存萼片。

2 基部圆钝，有果柄脱落的瘢痕。

3 质硬，内果皮浅棕色，显颗粒性。

4 种子多数，细小，扁平，具密集疣状突起；中央具中轴胎柱一条。

5 气微，味甘、微涩。

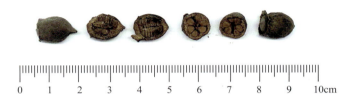

桃金娘药材

药材品质

以个大、干燥者为佳。

用途

药用

功能与主治： 养血止血，涩肠固精。用于血虚体弱，吐血，劳伤咳血，便血，崩漏，遗精，带下，痢疾，脱肛，烫伤，外伤出血等。（便秘者慎用）

中成药原料： 桃金娘果暂无中成药使用，但桃金娘根为鸡骨草肝炎丸（冲剂）、复方岗稔片、花红颗粒（胶囊 / 片）等多种中成药的原料之一。

食用

桃金娘果实味道甜美，民间常用于泡酒。

桃金娘酒

桃金娘果、高度数白酒、枸杞子、红枣适量。桃金娘果洗净，晾干后与枸杞子、红枣一同放入玻璃容器内，加入白酒和适量冰糖，浸泡约 15 天可食用。用于血虚体弱等。

附

桃金娘除果实外，其根、花、叶亦可入药，根为常用中药。

桃金娘根　呈不规则片块或短段；表面黑褐色或红棕色，有粗糙纵皱纹，外皮常脱落；质硬而致密，不易折断；断面淡棕色，中部颜色较深，老根可见同心性环纹；气微，味涩。养血疏肝，通络止痛。用于肝气郁滞之胸胁疼痛，风湿骨痛，崩漏，腰肌劳损等。

25 小茴香

小茴香俗称"茴香子、茴香"。来源于伞形科植物茴香（*Foeniculum vulgare* Mill.）的成熟果实；秋季果实初熟时采割植株，晒干，打下果实，除去杂质。药用有小茴香、盐小茴香，其香气特异，是调味香料中必备之品。栽培品种，我国各地区均有栽培，主产于甘肃、宁夏、四川等省区。

植物特征

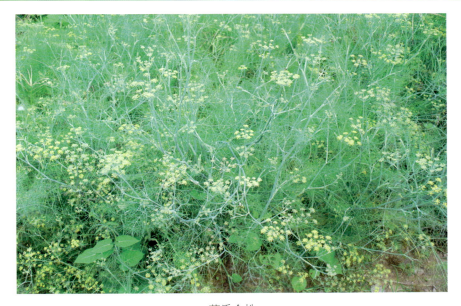

茴香全株

1　草本，茎直立，光滑，多分枝。下部茎生叶柄长 5~15 厘米，中上部的叶柄成鞘状。

2　叶片轮廓为阔三角形，4~5 回羽状全裂。

3　复伞形花序；小伞形花序有花 14~39，花柄纤细，花瓣黄色，先端有内折小舌片。

4　果实长圆形，主棱 5 条，尖锐。

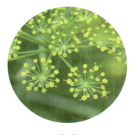

花序

1 双悬果，圆柱形。表面黄绿色，两端略尖，顶端残留有突起的柱基。

2 分果长椭圆形，背面纵棱 5 条。

3 横切面略呈五边形，背面的四边约等长。

4 有特异香气，味微甜、辛。

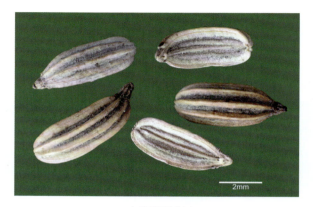

小茴香药材

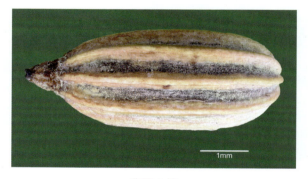

背面 5 棱

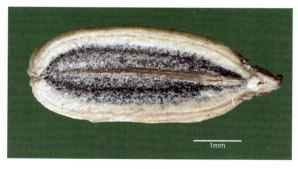

腹面

以粒大饱满、黄绿色、气味浓者为佳。

🌿 药用

功能与主治：

小茴香 散寒止痛，理气和胃。用于寒疝腹痛，睾丸偏坠，痛经，少腹冷痛，脘腹胀痛，食少吐泻。

盐小茴香 暖肾散寒止痛。用于寒疝腹痛，睾丸偏坠，经寒腹痛等。

中成药原料： 小茴香为肾宝糖浆、调经丸、十滴水（软胶囊）、七制香附丸、千金止带丸、少腹逐瘀丸、化癥回生片、全鹿丸、安中片、妙济丸、茴香橘核丸、强阳保肾丸、暖脐膏、九香止痛丸、筋痛消酊等多种中成药的原料之一。

🍲 食用

小茴香可去腥增香，是十三香等调味香料成分之一，嫩枝和叶可做蔬菜食用。

1 小茴香粥

小茴香、大米适量。将小茴香洗净炒香捣碎，加入大米煮粥食用。可用于食少、吐泻等。

2 茴香鲫鱼

小茴香适量，鲫鱼1条。鲫鱼去鳞和内脏，洗净；小茴香冲洗，稍微浸泡；把鱼放于盘子，撒上小茴香、食盐，于锅里隔水用中火蒸熟。倒掉盘子中的水和小茴香，另起锅热油，在鱼上再撒上新的小茴香，淋热油再倒入适量生抽即可食用。

26 芫荽

芫荽俗称"香菜、胡荽"。来源于伞形科植物芫荽（*Coriandrum sativum* L.）的全草；春、夏二季开花前采收，除去泥沙，晒干。其香气特异，可做蔬菜和调香料。栽培品种，我国各地区均有栽培，主要栽培于山东、河北、广东、广西、四川、云南等省区。

植物特征

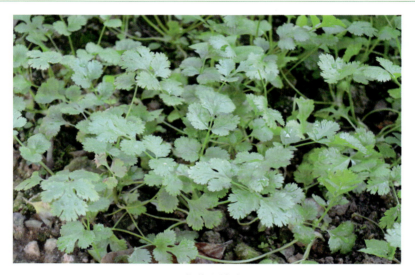

芫荽全株

1　有强烈气味的草本；根细长，茎直立，有条纹。

2　根生叶有柄；叶片羽状分裂，末回裂片狭线形，羽片广卵形，边缘有钝锯齿。

3　伞形花序，花白色或带淡紫色，花瓣倒卵形，花柱幼时直立，果熟时向外反曲。

4　果实圆球形，背面主棱及相邻的次棱明显；胚乳腹面内凹。

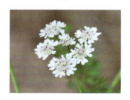

花

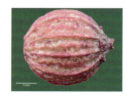

果实放大

1 多卷缩成团，茎、叶枯绿色。
2 叶多脱落或破碎，完整的叶一至二回羽状分裂。
3 根呈须状或长圆锥形，表面类白色。
4 具浓烈的特殊香气，味淡、微涩。

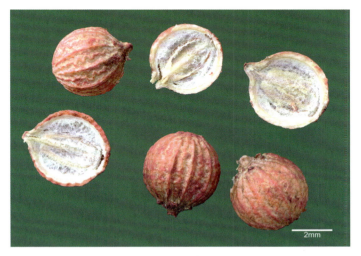

2mm

芫荽果实

药材品质

以色青、香气浓厚者为佳。

用途

 药用

功能与主治：发表透疹，消食开胃，止痛解毒。用于风寒感冒，麻疹、痘疹透发不畅，食积，脘腹胀痛，头痛，牙痛，脱肛，丹毒，疮肿初起，蛇伤等。

中成药原料：芫荽为七味糖脉舒胶囊、红花如意丸、四十二味疏肝胶囊、二十味疏肝胶囊、珍宝解毒胶囊、复方高滋斑片等多种中成药的原料之一。

🍲 **食用**

芫荽为大众熟悉的提味蔬菜，形似芹，叶小且嫩，茎纤细，味郁香，是汤、饮常用佐料，多用于做凉拌菜佐料，或烫料、面食提味。

1 芫荽胡萝卜马蹄水

芫荽 2 根切碎、胡萝卜 1 根切碎、马蹄 3 个，加适量水煮服。可用于小儿各种麻疹、痘疹、湿疹等。

2 芫荽猪肝汤

鲜芫荽、猪肝、姜适量。将芫荽洗净，猪肝洗净切片，生姜切片；将适量油烧热，加水、生姜适量，煮沸后加入猪肝，猪肝将熟时加入芫荽、白酒，适量味料调味即可。

3 姜葱芫荽鱼片汤

芫荽、生姜、葱白适量，鱼 1 条。鱼去鳞和内脏，洗净，起脊肉，切薄片；生姜洗净，切薄片，葱白、芫荽去根须，洗净；生姜片和葱白置汤锅，加水适量，煮沸，约 10 分钟后加鱼片，再加芫荽，加适量味料，即可食用。

27 枸杞子

枸杞子俗称"地骨子、血枸子"。来源于茄科植物宁夏枸杞（*Lycium barbarum* L.）的成熟果实；夏、秋二季果实呈红色时采收，晒干或烘干，除去果梗，或晾至皮皱后，晒干，除去果梗。为滋补佳品，常用于茶饮、药膳及保健食品。栽培品种，主要栽培于宁夏、青海、新疆等省区，内蒙古、甘肃亦有分布，以宁夏中宁产品质为优。野生资源在华中、华东、华南各地区均有分布。

植物特征

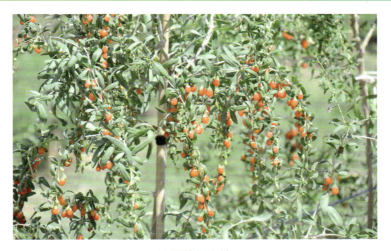

宁夏枸杞全株

1 多分枝灌木，枝条淡灰色，具纵条纹及棘刺。

2 叶纸质，单叶互生或 2~4 枚簇生，卵形或卵状披针形。

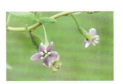

花

3 花在长枝上单生或双生于叶腋，在短枝上则同叶簇生；花梗向顶端渐增粗。花冠漏斗状，淡紫色。

4 浆果红色，卵状。种子扁肾脏形，黄色。

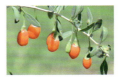

果 + 叶

1 纺锤形或椭圆形。
2 表面红色或暗红色，顶端有小突起状花柱痕，基部有白色果梗痕。
3 果皮柔韧，皱缩；果肉肉质，柔润。
4 气微，味甜。

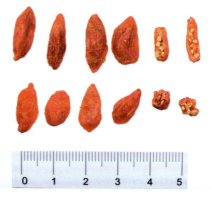

枸杞子药材

药材品质

以粒大、色红、肉厚、质柔润、种子少、味甜者为佳。

用途

🌿 药用

功能与主治： 滋补肝肾，益精明目。用于虚劳精亏，腰膝酸痛，眩晕耳鸣，阳痿遗精，内热消渴，血虚萎黄，目昏不明等。

中成药原料： 枸杞子为补肾填精丸、六味壮骨颗粒、小儿肺咳颗粒、明目地黄丸、健脑丸、肾宝糖浆、康尔心胶囊等多种中成药的原料之一。

🍲 食用

枸杞子为药食同源的滋补佳品，已普遍开发运用于羹品、茶饮、药膳、煮粥、泡酒、保健食品等。

1 枸杞银耳羹

枸杞子、银耳、冰糖适量。银耳泡发，去掉根部，撕碎，枸杞子清水冲洗；将银耳、枸杞子同入锅中，加适量清水，用小火煮成浓汁，放入冰糖即可。

2 山药枸杞粥

取山药、枸杞子、小米适量。所有材料洗净，山药去皮切小块，和小米一起置入砂锅内，加水适量，煮至米开花，放入枸杞子，再焖一会儿即可食用。

3 **枸杞菊花茶**

枸杞子、菊花适量，沸水冲泡，代茶饮。可清肝明目。

4 **枸杞炖鸡**

鸡肉、枸杞子、红枣适量。鸡肉洗净，斩成块，放入锅中加水烧开，焯去血水，捞出；红枣、枸杞子清水洗净；锅中加水，放入鸡肉块、姜片，大火烧开后转小火炖煮约30分钟；加入红枣、枸杞子，继续炖煮约15分钟；加入食盐调味即可。

附

地骨皮 宁夏枸杞（*Lycium barbarum* L.）和枸杞（*Lycium chinense* Mill.）的根皮为常用中药"地骨皮"。有凉血除蒸，清肺降火的功效，用于阴虚潮热，骨蒸盗汗，肺热咳嗽，咯血，衄血，内热消渴等。

枸杞叶 在宁夏等西北地区，常用宁夏枸杞嫩叶作凉拌菜；在广东、广西等地，枸杞嫩叶是岭南民间做枸杞瘦肉汤、枸杞鱼片汤的常用蔬菜。

黑枸杞 为茄科植物黑果枸杞（*Lycium ruthenicum* Murr.）的成熟果实。呈类圆形，黑褐色，基部有花萼，带柄；果皮皱缩，果肉干瘪；种子肾形。气微，味甜。具有滋补肝肾，益精明目的功效；用于虚劳精亏，腰膝酸痛，眩晕耳鸣，阳痿遗精，消渴，血虚萎黄，目暗不明等。

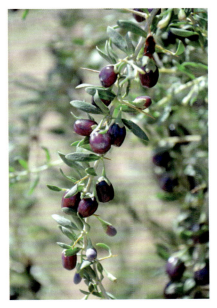

黑枸杞

28 麦芽

麦芽俗称"麦糵、大麦芽"。来源于禾本科植物大麦（*Hordeum vulgare* L.）的成熟果实经发芽的炮制加工品；将麦粒用水浸泡后，保持适宜温、湿度，待幼芽长至约 5 毫米时，晒干或低温干燥。"麦芽"之名首见于《本草纲目》"糵米"条下集解中"矿麦糵一名麦芽"，药用有麦芽、生麦芽、炒麦芽、焦麦芽，为消食回乳良药及日常膳食佳品。栽培品种，我国各地区均有栽培，主要栽培于黑龙江、青海、河北、安徽、四川等省区。

植物特征

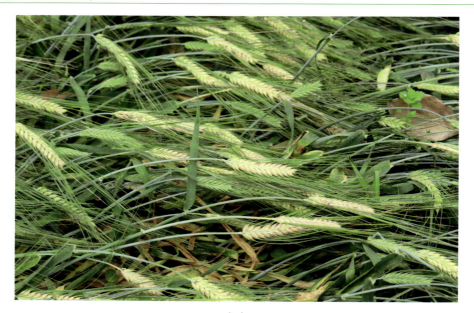

大麦

1. 一年生草本；秆直立粗壮，光滑。
2. 叶鞘松弛抱茎，有披针形叶耳，叶舌膜质，叶片长 9~20 厘米。
3. 穗状花序，小穗稠密；颖线状披针形，被短柔毛，先端延伸为芒；外稃具 5 脉，边棱具细刺；颖果熟时黏着于稃内。

1 梭形，表面淡黄色，背面为外稃包围，具 5 脉，腹面为内稃包围。
2 除去内外稃后，腹面有 1 条纵沟；基部胚根处生幼芽及须根，幼芽长披针状条形，须根纤细而弯曲。
3 质硬，断面白色，粉性。
4 气微，味微甘。

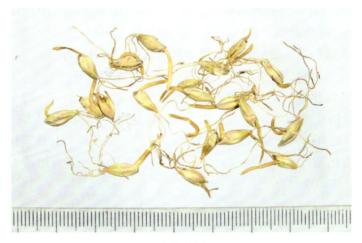

麦芽药材

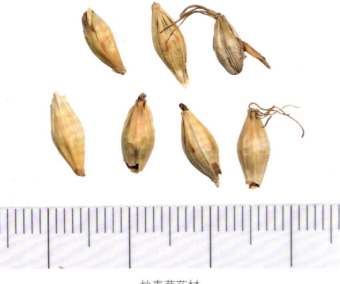

炒麦芽药材

以色淡黄、有胚芽者为佳。

药用

功能与主治：

麦芽 行气消食，健脾开胃，回乳消胀。用于食积不消，脘腹胀痛，脾虚食少，乳汁郁积，乳房胀痛，女性断乳，肝郁胁痛，肝胃气痛等。

生麦芽 健脾和胃，疏肝行气。用于脾虚食少，乳汁郁积等。

炒麦芽 行气消食，回乳。用于食积不消，女性断乳等。

焦麦芽 消食化滞。用于食积不消，脘腹胀痛等。

中成药原料：麦芽为保和丸（片）、香橘丸、和中理脾丸、香苏调胃片、健胃片、清胃保安丸、胃立康片、慢肝解郁胶囊、儿宝颗粒、儿童清热导滞丸、大山楂丸、山楂化滞丸、小儿化食丸（片）、小儿至宝丸、开胃山楂丸、六合定中丸等多种中成药的原料之一。

食用

麦芽为麦芽糖的主要原料，是日常茶饮、煮粥、煲汤的常用原料，还可用于酿造啤酒。

1 麦芽山楂茶

炒麦芽、炒山楂片、红糖适量置杯中，加适量开水，加盖泡约20分钟后代茶温饮。

2 麦芽柚皮饮

炒麦芽、柚皮、炒山楂、枳壳适量。麦芽、山楂、枳壳洗净，柚皮切丝，同煎水，待茶饮。

3 麦芽陈皮小米粥

生麦芽、陈皮、小米适量。将陈皮、麦芽、小米分别洗净，放到锅中加水适量，大火煮沸改小火慢煮，熬至粥稠时加入适量白糖调味即可。

㉙ 罗汉果

罗汉果俗称"汉果、青皮果、假苦瓜"。来源于葫芦科植物罗汉果 [*Siraitia grosuenorii* （Swingle）C.Jeffrey ex A. M. Lu et Z. Y. Zhang] 的果实；秋季果实由嫩绿色变深绿色时采收，晾数天后，低温干燥。为金秋祛燥常选之品，民间有着"长寿果"之称。栽培品种，主要栽培于广西、贵州、广东、湖南、江西等省区。

植物特征

1 攀援草本；根肥大；茎、枝有棱沟；花、茎、叶、果实初被柔毛和黑色疣状腺鳞，后脱落。

2 叶片膜质，卵形心形，先端渐尖，基部心形，有缘毛，叶柄长；卷须粗壮，2 歧，分叉点上下同时旋卷。

3 雄花序总状，花萼筒宽钟状，花冠黄色；雌花单生或 2~5 朵集生，总梗粗壮，花萼和花冠比雄花大；子房密生茸毛。

4 果实球形，果梗残存一圈茸毛，果皮薄，质脆；种子淡黄色，扁圆形，周围有放射状沟纹。

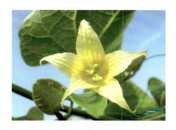

花

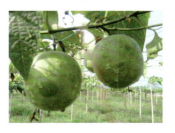

果

药材经验鉴别

1 卵形，表面黄褐色或绿褐色，有深色斑块和黄色柔毛。

2 顶端有花柱残痕，基部有果梗痕。

3 体轻，质脆，果皮薄，易破；果瓤（中、内果皮）海绵状，浅棕色。

4 种子扁圆形，多数，浅红色，两面中间微凹陷，四周有放射状沟纹，边缘有槽。

5 气微，味甜。

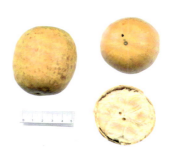

罗汉果药材

以个大、完整、摇之不响、色黄褐者为佳。

用途

🌿 药用

功能与主治： 清热润肺，利咽开音，滑肠通便。用于肺热燥咳，咽痛失音，肠燥便秘等。

中成药原料： 罗汉果为罗汉果止咳膏（片）、贝参平喘胶囊、罗汉果玉竹冲剂、止咳平喘糖浆、止嗽定喘片、罗汉果止咳糖浆、止咳平喘膏、川贝罗汉止咳颗粒、复方罗汉果止咳颗粒（片）等多种中成药的原料之一。

🍲 食用

罗汉果味甜，是用于茶饮、煮粥、炖汤等养生药膳的常用品。

1 罗汉果五花茶

罗汉果、金银花、槐花、葛花、鸡蛋花、木棉花、红糖适量，一起倒入砂锅，用清水淘洗两遍，中火煮约20分钟，放凉后即可饮用。

2 罗汉果粳米粥

罗汉果、粳米适量。罗汉果压碎，加适量水煎煮，滤去渣；粳米淘洗后，入罗汉果汤汁中煮粥，粥沸时小火煮直至米烂，加入食盐调味即可。

3 罗汉果猪肺汤

罗汉果、猪肺、北杏仁适量。猪肺洗净、切块、挤出泡沫，杏仁去皮；食材下锅，加水适量，大火煮沸后转小火煲约30分钟，调味即可。

30 薏苡仁

薏苡仁俗称"薏米、苡米"。来源于禾本科植物薏米〔*Coix lacryma-jobi* L. var. *ma-yuen* （Roman.）Stapf〕的成熟种仁；秋季果实成熟时采割植株，晒干，打下果实，再晒干，除去外壳、黄褐色种皮和杂质，收集种仁。为健脾祛湿佳品，传统的粮食谷物，有"天下第一米"的美誉。栽培品种，全国各省区均有栽培，主产于贵州、湖北、湖南、福建等省区，其中贵州为国内薏苡仁最大的种植、加工、销售集散地，素有"中国薏仁米之乡"。

植物特征

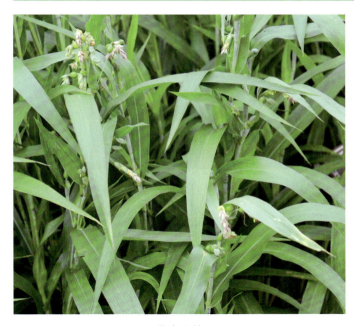

薏米全株

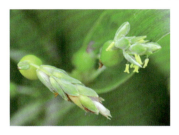

花序

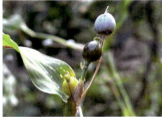

颖果

◆ **薏米** ◆

1 一年生草本；秆多分枝。

2 叶片宽大开展，无毛。

3 总状花序腋生，雄花序位于雌花序上部，具 5~6 对雄小穗。雌小穗位于花序下部，为甲壳质的总苞所包。

4 颖果大，长圆形，腹面具宽沟，基部有棕色种脐，质地粉性坚实，白色或黄白色。

1 宽卵形或长椭圆形。
2 表面乳白色，光滑，偶有残存的黄褐色种皮；一端钝圆，另端较宽而微凹，有1淡棕色点状种脐；背面圆凸，腹面有1条较宽而深的纵沟。
3 质坚实。
4 断面白色，粉性。
5 气微，味微甜。

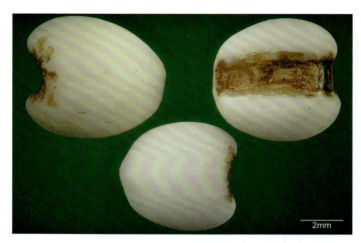

薏苡仁药材

药材品质

以粒大饱满、色白、无破碎者为佳。

用途

🖐 药用

功能与主治： 利水渗湿，健脾止泻，除痹，排脓，解毒散结。用于水肿，脚气，小便不利，脾虚泄泻，湿痹拘挛，肺痈，肠痈，赘疣，癌肿等。

中成药原料： 薏苡仁为金甲排石胶囊、千斤肾安宁胶囊、肥儿口服液、小儿渗湿止泻散、小儿止泻灵颗粒、湿热痹片（冲剂）、白带净丸、保济口服液、养脾散、胃炎宁颗粒、溃疡散胶囊、宝儿康糖浆（散）等多种中成药的原料之一。

🍲 **食用**

　　薏苡仁在广东民间常用作祛湿粥、"清补凉"等的原料，其作为食材，生活中常称为薏米。

1 薏苡仁粥

　　薏苡仁、芡实、小米适量。全部材料洗净后放入锅中，加水适量，大火煮沸后转小火煮约 40 分钟至粥成，加适量白糖调味即可。

2 清补凉瘦肉汤

　　猪瘦肉、薏苡仁、莲子、百合、怀山药、玉竹、芡实适量。洗净全部材料，瘦肉快速焯水，取出；煮沸水后放入全部材料，小火煲约 1 小时，加入食盐、生抽调味即可。

3 冬瓜薏米老鸭汤

　　鸭肉、冬瓜、薏苡仁适量。鸭肉剁块，焯水，洗净；冬瓜去皮、瓤，洗净，切块；锅中放入鸭块、薏苡仁，加水适量，烧开，倒入料酒，小火煮约 1 小时，放入冬瓜块和适量食盐，煮约 20 分钟，加胡椒粉调味即可。

31 砂仁

　　砂仁俗称"阳春砂仁、缩砂仁、缩砂密"。来源于姜科植物阳春砂（*Amomum villosum* Lour.）、绿壳砂（*Amomum villosum* Lour. var. *xanthioides* T.L.Wu et Senjen）或海南砂（*Amomum longiligulare* T.L.Wu）的成熟果实；夏、秋二季果实成熟时采收，晒干或低温干燥。春砂仁为广东省"粤八味"之一，是醒脾调胃的要药。栽培品种，阳春砂主要栽培于广东、云南、广西、海南等省区，以广东阳春县产为最好；绿壳砂主要栽培于云南；海南砂主要栽培于海南、云南。

植物特征

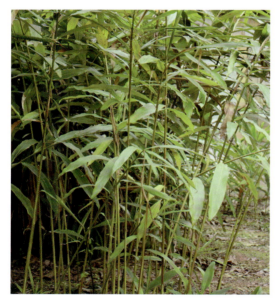

阳春砂全株

◆ **阳春砂** ◆

1　植株高可达 3 米；根茎匍匐地面。

2　叶长披针形，先端尾尖，基部近圆，两面无毛；叶舌半圆形，叶鞘具方格状网纹。

3　穗状花序，苞片披针形，小苞片管状，花萼管白色，花冠管白色，唇瓣圆匙形，具黄色小尖头，中脉黄色而带紫红，基部具 2 个紫色痂状斑，具瓣柄。

4　蒴果椭圆形，成熟时紫红色，被柔刺；种子多角形，有浓香。

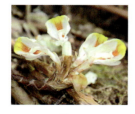

花

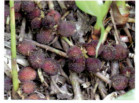

果实

◆ **阳春砂、绿壳砂** ◆

1 椭圆形或卵圆形，有不明显的三棱。

2 表面棕褐色，密生刺状突起，顶端有花被残基，基部常有果梗；果皮薄而软。

3 种子集结成团，具三钝棱，中有白色隔膜，将种子团分成3瓣，种子为不规则多面体，表面棕红色或暗褐色，外被淡棕色膜质假种皮。

4 质硬，胚乳灰白色。

5 气芳香而浓烈，味辛凉、微苦。

◆ **海南砂** ◆

1 长椭圆形，有明显的三棱。

2 表面被片状、分枝的软刺，基部具果梗痕；果皮厚而硬。

3 种子团较小。

4 气味稍淡。

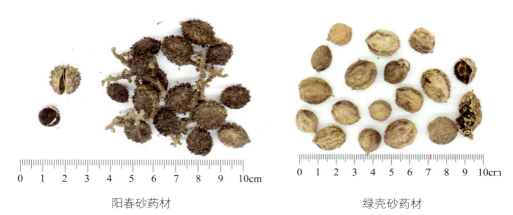

阳春砂药材　　　　　　　　　　　　绿壳砂药材

以果大而均匀、种子团饱满、气芳香、味辛者为佳。

🌿 **药用**

功能与主治：化湿开胃，温脾止泻，理气安胎。用于湿浊中阻，脘痞不饥，脾胃虚寒，呕吐泄泻，妊娠恶阻，胎动不安等。

中成药原料：砂仁为香砂六君子丸、香砂和中丸、香砂胃痛散、香砂养胃片、香砂平胃散、和胃止痛胶囊、小儿和胃消食片、小儿渗湿止泻散、调肝和胃丸、消食养胃片、香附调经止痛丸、千金止带丸、调胃丹等多种中成药的原料之一。

🍲 **食用**

砂仁不仅是化湿开胃的食疗养生佳品，民间还常用作泡酒的原料。

1

砂仁蒸排骨

砂仁、排骨、姜适量。砂仁去皮碾碎，排骨切块冷水下锅，姜切片放入锅中，焯水；砂仁、排骨、姜加入少许生粉、蚝油和食盐混匀放置约 30 分钟，锅热后，蒸约 15 分钟即可食用。

2

豆蔻砂仁荷叶饮

白豆蔻、砂仁适量，荷叶半张。荷叶洗净，切碎，白豆蔻、砂仁洗净；全部材料一同放入砂锅，加水适量，大火煮沸转小火煮约 20 分钟，滤汁即可饮用。

3

砂仁陈皮粥

砂仁、陈皮、大米适量。砂仁锤碎，与陈皮一起装进纱布袋，大米加水适量煮至半熟，放入纱布袋，小火熬煮，取出袋子即可食用。

32 益智

益智俗称"益智子、益智仁"。来源于姜科植物益智（*Alpinia oxyphylla* Miq.）的成熟果实；夏、秋间果实由绿变红时采收，晒干或低温干燥。为"四大南药"之一，常称为"状元果"，日常烹饪的调味料。栽培品种，主要栽培于广东、海南等省区。

植物特征

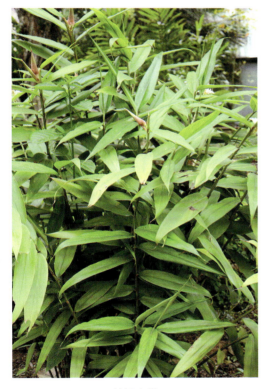

益智全株

◆ **益智** ◆

1. 高 1~3 米，茎丛生，根茎短。
2. 叶披针形，先端尾尖，基部近圆，边缘具脱落性小刚毛；叶柄短，叶舌膜质，2 裂。
3. 总状花序花蕾时全包于帽状总苞片中，花时整个脱落；花萼筒状，被柔毛；花冠裂片白色，被疏柔毛；唇瓣粉白色，具红色脉纹，先端边缘皱波状。
4. 蒴果球形，干后纺锤形，被柔毛，有隆起维管束线条。

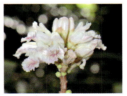

花序

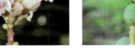

果实

药材经验鉴别

1. 椭圆形，两端略尖。
2. 表面棕色或灰棕色，有纵向突起棱线，顶端有花被残基，基部常残存果梗。果皮薄而稍韧，与种子紧贴，种子集结成团，有隔膜将种子团分为 3 瓣。

3 种子呈不规则扁圆形，表面灰褐色或灰黄色，外被淡棕色膜质的假种皮；质硬，胚乳白色。

4 香气特异，味辛、微苦。

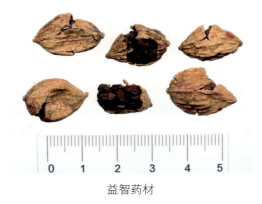
益智药材

药材品质

以粒大饱满、气味浓者为佳。

用途

🌿 **药用**

功能与主治：暖肾固精缩尿，温脾止泻摄唾。用于肾虚遗尿，小便频数，遗精白浊，脾寒泄泻，腹中冷痛，口多唾涎等。

中成药原料：益智为四香祛湿丸、健脑丸（胶囊）、宁心益智胶囊、小儿石蔻散、孕康颗粒（合剂）、缩泉丸（胶囊）、固肾定喘丸、降糖舒片、智杞颗粒、利肝和胃丸、更年欣胶囊等多种中成药的原料之一。

🍲 **食用**

益智在民间有着"小砂仁"之称，是常用香辛调味料。

1 茯苓益智粥
糯米、益智、茯苓适量。益智、茯苓研细末；糯米煮成粥，调入药末，稍煮片刻即可。

2 益智老鸭汤
益智、老鸭、山药、桂圆肉、枸杞子适量。益智、山药、桂圆肉、枸杞子洗净；老鸭洗净，切成块；全部材料与葱、姜块一起放入锅中，加水适量，大火煮沸，转小火炖约 1.5 小时，加食盐调味，即可食用。

③③ 草果

　　草果俗称"草果子、草果仁"。来源于姜科植物草果（*Amomum tsaoko* Crevost et Lemaire）的成熟果实；秋季果实成熟时采收，除去杂质，晒干或低温干燥。其具有特殊浓郁的辛辣香味，被誉为食品调味中的"五香之一"。栽培品种，主要栽培于云南、贵州、广西等省区。

植物特征

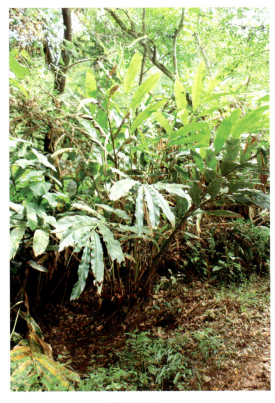

草果全株

◆ 草果 ◆

1　茎丛生，全株有辛香气，地下部分似生姜。

2　叶片长椭圆形，长 40~70 厘米，宽 10~20 厘米，边缘膜质，光滑无毛。

3　穗状花序；总花梗长，被密集鳞片，革质；苞片披针形，小苞片管状；花冠红色。

4　蒴果密生，熟时红色，长圆形，顶端具宿存花柱残迹，种子多角形，有浓郁香味。

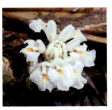

花

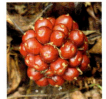

果实

1 长椭圆形，具三钝棱，灰棕色，具纵沟及棱线，顶端有圆形突起的柱基，基部有果梗或果梗痕。

2 果皮质坚韧，易纵向撕裂；剥去外皮，中间有黄棕色隔膜，将种子团分成3瓣。

3 种子圆锥状多面体，红棕色，外被灰白色膜质假种皮。

4 质硬，胚乳灰白色。

5 有特异香气，味辛、微苦。

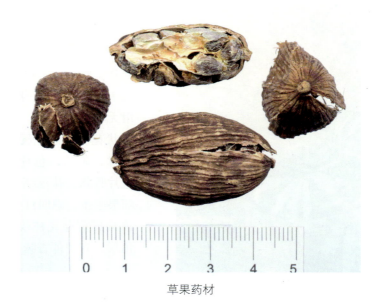

草果药材

药材品质

以个大、饱满、色红棕、气味浓者为佳。

用途

 药用

功能与主治： 燥湿温中，截疟除痰。用于寒湿内阻，脘腹胀痛，痞满呕吐，疟疾寒热，瘟疫发热等。

中成药原料： 草果为利膈丸、脾胃舒丸、二十五味珍珠丸、洁白丸、调胃消滞丸、宽中老蔻丸、开郁舒肝丸、截疟七宝丸、大月晶丸、回生甘露丸等多种中成药的原料之一。

🍲 食用

草果能去腥增味，是烹调佐料中的佳品，常用于调制卤水。

1 草果卤牛肉

牛肉、草果、生姜适量。牛肉切成大块，放入开水煮沸，去掉血水；牛肉、生姜、草果、酱油一起放入锅中，加大量的水炖煮；煮至筷子可以轻松插入牛肉即可，放凉切片食用。

2 草果焖排骨

排骨、草果、八角、生姜、葱适量。排骨洗净，切成小块，焯水；草果、八角洗净，生姜切成片；排骨与调料品一同放入锅中，加适量酱油，再加水没过排骨，煮约30分钟，收汁，最后加食盐调味即可。

3 草果猪腰粥

草果、猪腰、大米适量。猪腰去筋膜，洗净，切片，与草果同煎取汁，加大米煮为稀粥即可服食。

4 赤小豆草果炖鸡

赤小豆、草果适量，鸡1只。鸡洗净，剁成块，同赤小豆、草果一同放锅中，加水及葱、姜、食盐及其他味料适量；大火煮沸后转小火炖至肉、豆烂熟，即可食月。

附

草果茎秆纤维性极强，可以用来编织帽子、鞋子、筐子、盘子等手工艺品。

第四部分
全草类及其他

① 鱼腥草

鱼腥草俗称"折耳根、蕺菜、臭菜"。来源于三白草科植物蕺菜（*Houttuynia cordata* Thunb.）的全草。鲜品全年均可采收；干品夏季茎叶茂盛花穗多时采收，除去杂质，晒干。生于阴湿地或水边的低地。分布于长江流域和华南、西南地区。

植物特征

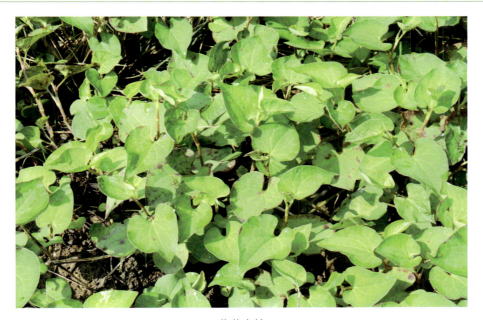

蕺菜全株

1 草本，全株具鱼腥臭味。
2 单叶互生，心形，背面有时为紫色，先端渐尖，全缘，有细腺点，托叶基部与叶柄合生成鞘状抱茎。
3 穗状花序生于茎顶，花序下有白色的花瓣状总苞片4枚，花小，无花被。

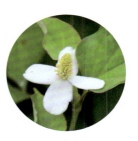

花

◆ **鲜鱼腥草** ◆

1 茎呈圆柱形，上部绿色或紫红色，下部白色，节明显。

2 单叶互生，叶片心形；先端渐尖，全缘；上表面绿色，密生腺点，下表面常紫红色；叶柄细长，基部与托叶合生成鞘状。

3 穗状花序顶生。

4 具鱼腥气，味涩。

◆ **鱼腥草饮片** ◆

1 不规则的段。茎呈扁圆柱形，表面淡红棕色至黄棕色，有纵棱。

2 叶片多破碎，黄棕色至暗棕色。

3 穗状花序黄棕色。

4 搓碎具鱼腥气，味涩。

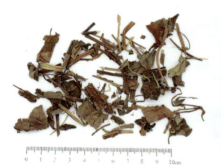

鱼腥草药材

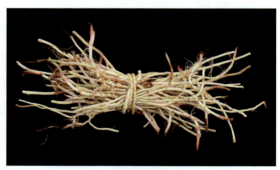

鱼腥草根茎（折耳根）

药材品质

以茎叶完整，有花穗、鱼腥气浓的鱼腥草品质为佳。

用途

🌿 **药用**

功能与主治：清热解毒，消痈排脓，利尿通淋。用于肺痈吐脓，痰热喘咳，热痢，热淋，痈肿疮毒。

中成药原料：鱼腥草为鱼腥草颗粒、复方鱼腥草片、急支糖浆、小儿肺热咳喘颗粒、抗病毒颗粒、清热镇咳糖浆、梅翁退热片等多种中成药的原料之一。

🍲 食用

1 凉拌鱼腥草

鱼腥草 250 克，洗净切段，盐水泡后沥干，加盐、辣椒油、白糖拌匀。可清热解毒、利尿。适用于呼吸道感染、乳腺炎、蜂窝组织炎、中耳炎、肠炎、痔疮便血及尿路发炎等。

2 鱼腥草猪肺汤

鱼腥草 150 克，猪肺 250 克。猪肺洗净切块焯水，鱼腥草切段，猪肺炒干，加料酒、酱油、葱、姜、精盐和水炖煮，猪肺熟透投鱼腥草炖入味。可清热解毒、滋阴润肺。适用于肺炎、肺脓疡、肺虚咳嗽、咯血等。

3 鱼腥草雪梨水

鱼腥草 200 克，雪梨 250 克。鱼腥草煮 20 分钟，去渣留汤，加入雪梨块和冰糖，煮至梨软。食梨饮汤。可清热解毒、宣肺散结、止咳化痰。适用于肺热咳嗽、咳吐脓痰等。

附

鱼腥草属野菜，不宜为主菜，特殊人群需注意。野菜食用重尝鲜，勿过量。多数野菜性凉，苦味者易伤脾胃。若喜食野菜，应根据功效、体质、地域、时间，选择适量食用。

② 马齿苋

　　马齿苋俗称"马苋菜，蚂蚱菜，长寿菜"，其叶如马齿，而性滑利如苋菜，故名马齿苋。来源于马齿苋科植物马齿苋（*Portulaca oleracea* L.）的地上部分。夏、秋二季采收，除去残根和杂质，洗净，略蒸或烫后晒干。常生于路旁、荒地、田间、菜园。我国各地均有分布。

植物特征

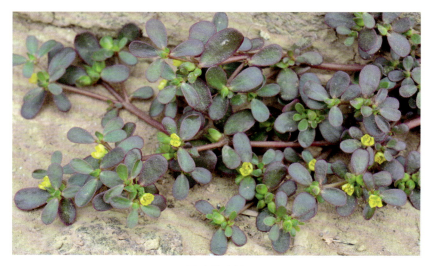

马齿苋全株

1　肉质草本。肥嫩多汁，茎多分枝，圆柱形，淡绿或带暗红色。

2　叶互生或近对生，倒卵形，先端钝圆或平截，有时微凹，基部楔形，全缘；叶柄粗短。

3　花无梗，近轮生；花瓣（4）5，黄色。

4　蒴果圆锥形。种子细小，多数偏斜扁球形，黑褐色。

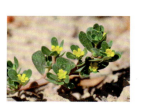

花

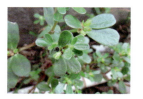

果实

◆ **马齿苋饮片** ◆

1 呈不规则的段。茎圆柱形，表面黄褐色，有明显纵沟纹。

2 叶多破碎，完整者展平后呈倒卵形，先端钝平或微缺，全缘。

3 蒴果圆锥形，内含多数细小种子。

4 气微，味微酸。

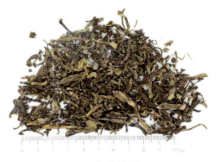

马齿苋药材

药材品质

以色绿、叶多者为佳。

用途

🌿 **药用**

功能与主治： 清热解毒，凉血止血，止痢。用于热毒血痢，痈肿疔疮，湿疹，丹毒，蛇虫咬伤，便血，痔血，崩漏下血。

中成药原料： 马齿苋为养阴清胃颗粒、安宫止血颗粒、痢炎宁片、三味泻痢颗粒、清热治痢丸、前列舒通胶囊、白灵片等多种中成药的原料之一。

🍲 **食用**

1 马齿苋粥

新鲜马齿苋 200 克，大米 60 克，冰糖适量。马齿苋洗净切段，大米洗净入锅，加水煮至米粒开花，加入马齿苋和冰糖煮 5~10 分钟。具有清热解毒、止痢作用，对肠道感染、痢疾便血、湿热腹泻等症状有缓解作用，且能滋润皮肤、减轻皮肤干燥瘙痒。

2 马齿苋瘦肉汤

马齿苋 100 克，猪瘦肉 200 克，生姜、盐适量。猪肉切块，马齿苋切段。猪肉煮沸去沫，加入马齿苋、生姜炖 1~2 小时，加盐即可。可清热解毒、消肿止痛，对急性咽喉炎有缓解作用。

3 马齿苋蛋花汤

马齿苋 250 克，洗净捣烂，加入 2 枚鸡蛋清，搅拌均匀，加入沸水，即可服用。每日 2 次。可清热解毒、利湿。适用于赤白带下。

③ 凉粉草

　　凉粉草俗称"仙草、仙人草、仙人冻"。来源于唇形科植物凉粉草（*Mesona chinensis* Benth.）的地上部分。夏、秋二季采收，除去杂质，晒干。栽培为主。多生于山坡林下或阴湿处。在坡地、林间、沟溪边或沙地草丛中均可生长。主要分布于我国广东、福建、广西、浙江、江西及台湾等省区。

植物特征

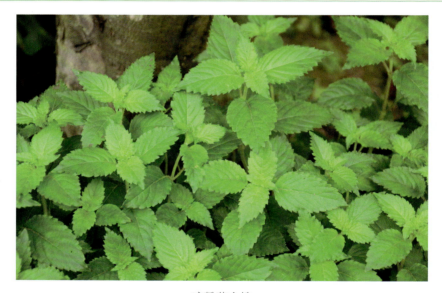

凉粉草全株

1　草本，直立或匍匐。茎、枝四棱形，偶具槽，被长疏柔毛。

2　单叶对生，叶片狭卵圆形至阔卵圆形，边缘具锯齿，两面被柔毛。

3　轮伞花序多数，组成间断或近连续的顶生总状花序；花冠白色或淡红色。

4　小坚果长圆形，黑色。

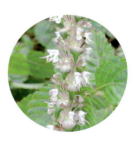

花序

1 呈不规则的段。茎呈方柱形，表面棕褐色，被灰棕色长毛。质脆易断，中心有髓。

2 叶对生，完整叶长圆形或卵圆形，先端钝圆，基部渐窄成柄，边缘有小锯齿；纸质，稍柔韧，两面皆被疏长毛。

3 气微，味微甘，嚼之有胶性。

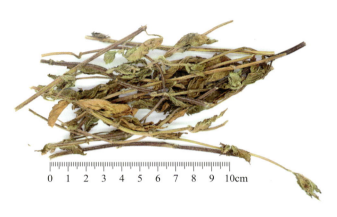

0 1 2 3 4 5 6 7 8 9 10cm

凉粉草药材

药材品质

以叶多且厚，茎幼、干草光泽好、有甜香味、胶质多者为佳。

用途

🌿 药用

功能与主治： 清热解暑，除热毒。用于中毒、消渴、高血压、肌肉或关节痛。

中成药原料： 凉粉草属于较为冷背的药材。基本不可见于中成药配方和方剂的配伍使用。

🍲 **食用**

<table>
<tr>
<td>

1

凉粉

　　凉粉草 500 克洗净，加水 5 升煮至墨绿色，揉搓滤渣后加 20 克食用碱、1000 克淀粉，搅煮 45 分钟。取出晾凝，得黑色胶状物，以糖拌食，俗称"凉粉"。广州一带称为"凉粉"，梅州一带称作"仙人粄"。

</td>
<td>

2

凉粉草鸡汤

　　凉粉草 20 克，鸡肉、生姜适量。鸡肉切块，生姜拍碎，凉粉草切段。鸡肉煮沸去沫，加入凉粉草、生姜炖 1~2 小时，加盐即可。可滋阴润燥、清热解毒，用于缓解秋季干燥、咽喉不适。

</td>
</tr>
</table>

附

　　罐装凉茶的常用配料　主要是用于饮料等食品的投料使用，如王老吉、加多宝、和其正等，更有一些烧仙冻、龟苓膏也会用凉粉草作为原料。

　　凉粉草富含可溶性多糖类物质，溶于水形成仙草胶，加食用碱可助其溶解，使仙草冻更顺滑。仙草冻黑色源于凉粉草中的类黄酮类物质，在碱性环境下易溶出。凉粉草制作仙草冻的物理化学变化使其成为可能。

4 溪黄草

溪黄草俗称"香茶菜、山熊胆、黄汁草"。因其喜生于溪边湿地，新鲜叶片揉搓后有棕黄色汁液染黄手指，故称"溪黄草"。来源于唇形科植物线纹香茶菜〔*Rabdosic lophanthoides*（Buch.–Ham. ex D. Don）Hara〕的地上部分。夏、秋季采收，除去杂质，晒干。分布于东北、河南、四川、贵州、广西、广东等地。野生或家种；生于溪边、沟旁。

植物特征

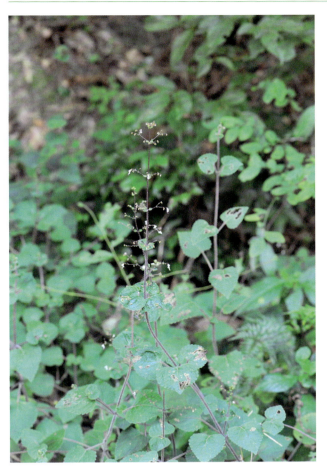

线纹香茶菜全株

◆ **线纹香茶菜** ◆

1 多年生草本。具小球形块根，茎直立，四棱形，具槽。

2 叶卵形或阔卵形，先端钝，基部楔形，边缘具圆齿，上面密被具节硬毛，下面满布褐色腺点。

3 圆锥花序顶生及侧生，花冠白色或粉红色，具紫色斑点。

4 小坚果。

1 茎呈方柱形，有对生分枝，表面棕褐色，具柔毛及腺点；质脆，断面黄白色，髓部有时中空。

2 叶对生，多皱缩，纸质，易破碎，完整者展开后呈卵圆形或阔卵形，顶端尖，基部楔形，边缘具圆锯齿。上下表面灰绿色被短毛及红褐色腺点；有柄。

3 偶见圆锥花序顶生或侧生。

4 水浸后以手揉之，有明显棕黄色液汁。气微，味微甘、微苦。

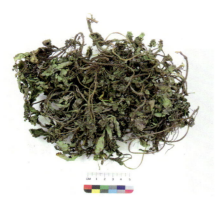

溪黄草药材

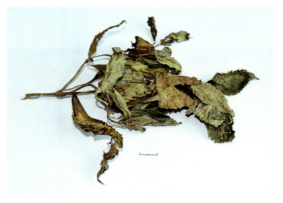

药材（局部放大）

药材品质

以叶片多、色青绿、无花者为佳。

用途

🌿 药用

功能与主治：清热利湿，凉血散瘀。用于湿热黄疸，腹胀胁痛，湿热泄泻，热毒泻痢，跌打损伤。

中成药原料：溪黄草为十味溪黄草颗粒、复方胆通胶囊、胆石通胶囊和消炎利胆片等多种中成药的原料之一。

🍲 **食用**

1 溪黄草炖鸡

溪黄草 20 克，鸡肉 500 克，姜片适量。洗净焯过水的鸡肉、溪黄草和姜片，砂锅煮沸转小火炖至熟烂。加盐调味。可清热解毒、利湿退黄。适合湿热黄疸、胆囊炎、泄泻者。

2 溪黄草茶

溪黄草 10 克，洗净入茶壶，加 200 毫升开水泡 3~5 分钟即可饮用。可清热解毒、利湿退黄。对肝胆湿热、黄疸等症状有辅助治疗作用。

3 赤小豆薏米溪黄草炖排骨汤

赤小豆 30 克，排骨 1 小段，生姜 1 块，溪黄草 15 克，盐少许，无花果 2 颗，薏苡仁 20 克。排骨焯水，薏苡仁和赤小豆先浸泡，置砂锅中，加入溪黄草、无花果、生姜和适量的清水，煮沸后转小火炖煮至排骨熟烂。加入适量的盐调味即可。可清热利湿、退黄祛湿。适合肝火偏盛者食用。

附

（1）《广东省中药材标准》规定，溪黄草来源为线纹香茶菜。民间将甜味的线纹香茶菜称为甜溪黄，苦味的溪黄草称为苦溪黄。甜溪黄喜生于溪边，叶片揉碎后呈棕黄色，味微苦；苦溪黄喜生山坡旱地，叶片揉碎无棕黄色液汁，味极苦。苦溪黄草叶柄上部有宽翅，易于区分。

（2）溪黄草属寒凉药物，不宜长期或大量服用。脾胃虚寒者慎服，凝血机制严重障碍的患者慎用。

⑤ 金不换

金不换俗称"九层塔、臭草、大叶零陵香"。来源于唇形科植物丁香罗勒（*Ocimum gratissimum* Linn.）的全草。在 7~8 月割取全草，除去细根和杂质，晒干即成。多为栽培。分布于我国江苏、浙江、福建、台湾、广东、广西及云南等省区。

植物特征

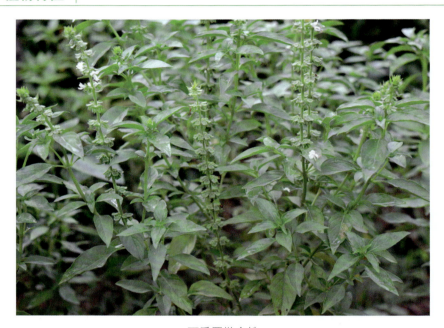

丁香罗勒全株

1　直立灌木，茎四棱形，被长柔毛，全株芳香。
2　单叶对生，卵圆状长圆形，两面密被柔毛状绒毛及金黄色腺点，边缘疏生具胼胝尖的圆齿。
3　总状花序顶生及腋生，由具 6 花的轮伞花序组成；花冠白黄至白色。
4　小坚果近球状，褐色。

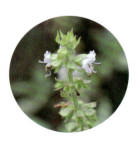

花序

1 茎呈方柱形，长短不等，表面紫色或黄紫色，有纵沟纹，具柔毛；质坚硬，断面纤维性，黄白色，内有白色的髓。

2 叶完整者展平后呈卵圆形或卵状披针形，先端钝或尖，基部渐狭，边缘有不规则牙齿或近全缘，两面近无毛，下面有腺点。

3 总状花序微被毛，花冠脱落，宿萼钟状，内含小坚果。

4 搓碎后有强烈香气，味辛，有清凉感。

药材品质

以色绿、叶多、茎细、无根者为佳。

用途

药用

功能与主治： 发汗解表，祛风利湿，散瘀止痛。适用于胃痛、胃痉挛、胃肠胀气、消化不良、肠炎腹泻、外感风寒、头痛、胸痛、跌打损伤、疥肿、风湿性关节炎、小儿发热、肾脏炎、蛇咬伤等。可用于煎水洗湿疹及皮炎。

中成药原料： 丁香罗勒为正金油软膏、外用紫金锭、复方丁香罗勒油等多种中成药的原料之一。

食用

1 罗勒拌虾

金不换、虾、牛油果、圣女果、沙拉菜适量。虾去虾须、虾线，洗净炒熟备用；加入金不换、牛油果片、沙拉菜、圣女果、沙拉酱拌匀即可。

2 金不换煎鸡蛋

猪肉50克，鸡蛋4个，食盐适量。猪肉切丁，蛋打散加盐入味，金不换切碎。肉丁热油爆炒熟，加金不换略炒。倒入蛋液，煎熟即可。

3 金不换粥

金不换15克，葱白3茎，大蒜3瓣，共捣烂，拌热白粥服食。适用于风寒感冒等。

4 豆腐鱼头金不换汤

豆腐 2 块，鱼头 1 个，金不换 50 克，生姜 2~3 片。金不换洗净，鱼头切半，煎锅下油，生姜煎香，下鱼头煎至金黄，加滚水煮至汤白，加入豆腐。熟透后加入金不换，稍煮，加盐调味。可芳香化湿。适用于湿气重、食欲不振者。

5 田鸡节瓜汤

田鸡 750 克，瑶柱 50 克，节瓜 1000 克，大蒜 6 瓣，生姜 3 片，金不换 50 克。宰杀田鸡，去皮、内脏，斩大块；节瓜刮皮切厚块；瑶柱泡软。将田鸡、节瓜、瑶柱放入砂锅，加 2500 毫升水、少许白酒，煮沸后转文火熬 1.5 小时，加入金不换煮沸，加盐调味即可。可滋阴养血、健脾开胃、祛湿解毒。

附

（1）在潮汕地区经常会用到，煲芋饭、炒薄壳都会放点金不换（九层塔）。

（2）金不换（丁香罗勒）变种较多，且香味有所差别，潮汕地区常用的品种为白色花。红色花品种［罗勒（*Ocimum basilicum* Linn.）］少有人用。

（3）金不换香气袭人，株形美观，可用于美化环境。其芳香成分及生物活性应用于食品、保健食品、化妆品、香精、医药等方面，提取的精油有抗炎、抗菌等作用。丁香罗勒是欧美常用香辛调味蔬菜，嫩梢嫩叶可食用，可作炖肉香料或饺子馅、火锅配菜，也可直接凉拌、做汤、茶饮等，具有疏风补气、发汗解表、散瘀止痛、调经补血、增强免疫力的功效。

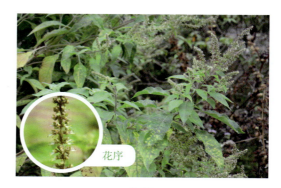

花序

罗勒

（4）香囊，夏季驱蚊，床头挂可添香、安心、助眠。制作香囊的主要材料如丁香、肉豆蔻、薄荷、丁香罗勒、迷迭香等，其中丁香罗勒就是常用的材料。

❻ 薄荷

　　薄荷俗称"野薄荷、南薄荷、人丹草、水薄荷"。来源于唇形科植物薄荷（*Mentha haplocalyx* Briq.）的地上部分。夏、秋二季茎叶茂盛或花开至三轮时，选晴天，分次采割，晒干或阴干。野生或栽培，野生薄荷分布于我国南北各省，生于山野湿地、溪边。

植物特征

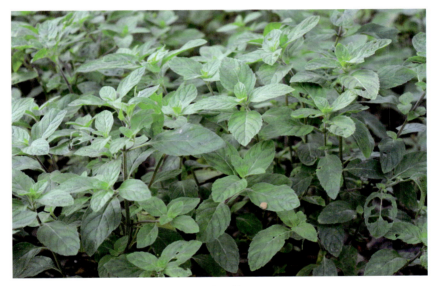

薄荷全株

1 茎四棱，棱有毛。茎节处多有密集柔毛。
2 叶长圆披针形，椭圆形，边缘在基部以上疏生粗大的牙齿状锯齿。
3 轮伞花序，花萼钟形，花冠二唇形，二强雄蕊。
4 小坚果卵珠形，黄褐色。

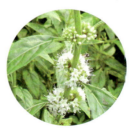

腋生轮伞花序

◆ 饮片 ◆

1 呈不规则的段。茎方柱形，表面紫棕色或淡绿色，具纵棱线，棱角处具茸毛。切面白色，中空。

2 叶多破碎，上表面深绿色，下表面灰绿色，稀被茸毛。

3 轮伞花序腋生，花萼钟状，先端 5 齿裂，花冠淡紫色。

4 揉搓后有特殊清凉香气，味辛凉。

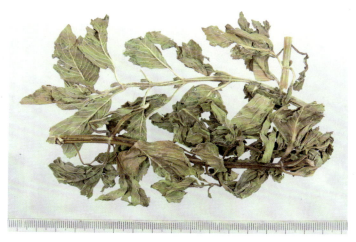

薄荷药材

药材品质

以叶多、色深绿、气味浓者为佳。

用途

🌿 药用

功能与主治： 疏散风热，清利头目，利咽，透疹，疏肝行气。用于风热感冒，风温初起，头痛，目赤，喉痹，口疮，风疹，麻疹，胸胁胀闷。

中成药原料： 薄荷为人丹、感冒清热颗粒、银翘解毒片、鼻渊舒口服液、止咳平喘糖浆、清凉油、风油精等多种中成药的原料之一。

🍲 **食用**

1 薄荷茶

薄荷叶 1 克，荷叶 1 克，红茶 3 克，冰糖或蜂蜜适量。混合加热水、糖或蜜，焖泡过滤饮用。具有清凉解暑、提神、暖胃的功效。适合夏季暑热、疲乏、食欲不振者饮用。

2 薄荷米粥

鲜薄荷叶 30 克，粳米 150 克，冰糖适量。洗净薄荷叶和粳米，薄荷叶煮水 800 毫升，粳米煮粥，快熟时加入薄荷汤和少许冰糖，稍煮沸即可。具有疏风清热、护胃生津的功效。适合胃病、口渴、风热感冒者食用。

3 薄荷糕

薄荷叶 30 克，糯米 500 克，绿豆 500 克，白糖 30 克，干桂花适量。绿豆煮烂加糖、桂花、薄荷叶做馅。糯米焖熟，晾凉后包豆沙馅，压扁即成。具有疏风散热、清咽利喉的功效。适合外感风热、咽喉红痛、迎风流泪者食用。

附

市场尚有同属近缘留兰香（*Mentha spicata* Linn.）做薄荷使用，注意鉴别。留兰香气味相对清香，味道没那么重，且叶片形状偏小，纹理较清晰、明显；薄荷的香气要更浓一些，叶子较大一些，颜色偏浅一些。

7 地胆头

地胆头俗称"红花地胆头、土公英、草鞋底、苦地胆"。来源于菊科植物地胆头（*Elephantopus scaber* Linn.）的全草。夏、秋间花期前采挖，洗净，晒干。野生，生于路旁、荒地或空旷草地上。主要分布于华南、华东地区。

植物特征

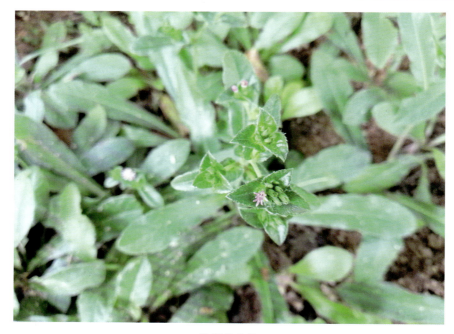

地胆头全株

1 草本。茎二歧分枝，全株密被白色粗毛。

2 叶大部分基生，莲座状，匙形或椭圆状倒披针形，顶端钝，基部渐狭，边缘具浅钝齿，近无柄。

3 头状花序，花全为两性管状花，淡紫色。

4 瘦果纺锤形，顶端具硬刺毛。

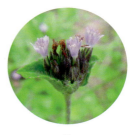

花

1 根茎具环节，密被紧贴的灰白色茸毛，着生多数须根。茎圆柱形，常二歧分枝，密被紧贴的灰白色粗毛。

2 叶多基生，皱缩，完整叶片展开后呈匙形或倒披针形，多有腺点，顶端钝或急尖，基部渐狭，边缘稍具钝齿；两面均被紧贴的灰白色粗毛，叶柄短，稍呈鞘状，抱茎。

3 气微，味苦。

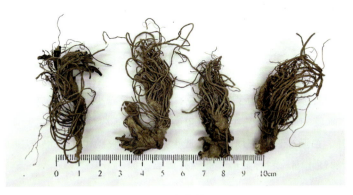

地胆头药材

药材品质

以叶多、色绿、无花者为佳。

用途

🌿 药用

功能与主治：清热泻火，凉血解毒，清热利湿。用于感冒发热，咽喉肿痛，肺热咳嗽，顿咳，目赤肿痛，痢疾，湿热黄疸，内热消渴，水肿尿少，腹水鼓胀，月经不调，带下，痈疮肿毒，湿疹，蛇虫咬伤。

中成药原料：地胆头为三金感冒片、罗浮山凉茶颗粒、六和茶、感冒安片、小儿肠胃康颗粒、妇炎净胶囊等多种中成药的原料之一。

🍲 食用

1 地胆头薏仁猪瘦肉（鸡肉）汤

地胆头 30 克（鲜 90 克），薏苡仁 30 克，猪瘦肉（鸡肉）200 克。加 4 碗水，煎至 2 碗，加少量盐调味。分 2~3 次，汤肉同食。可清热利尿。适用于湿热淋痛、小便不畅。

2 地胆头茯苓煲猪骨汤

地胆头 20 克，茯苓 25 克，蜜枣 2 个，猪骨 400 克。猪骨过水，地胆头洗净用纱布袋包，与茯苓、蜜枣共煲 40 分钟，调味即可。具清热祛湿、除烦、增强抵抗力的功效。

3 地胆三豆瓜鸭汤

地胆头 120 克（干品 50 克），绿豆、白扁豆、赤小豆各 30 克，节瓜 1 条（约 300 克），广陈皮 10 克，水鸭半只（350 克）。水鸭斩块焯水；节瓜刮皮切块。加清水 2500 毫升、白酒少许，食材共煮，武火煮沸改文火熬 1.5 小时，调味即可。具有清热解暑、除烦止渴、利湿解毒、健脾开胃等功效。

附

地胆草又名土蒲公英，在中国岭南地区常被当作蒲公英入药。地胆草与蒲公英均有清热解毒的功效，但功效各有偏重，在临床用药中应慎重对待，明确分开，避免混乱。

广东梅州、汕头的民间医生使用的地胆草为同属植物白花地胆草（*Elephantopus tomentosus* L.）形态与地胆草相似，其主要区别为植株较高，一般高 0.8~1 米，多被白色粗毛。茎分枝极多，被毛，叶散生于茎上，头状花序顶生，花冠白色。

8 鸭脚艾

鸭脚艾俗称"白花蒿、甜菜仔、甜艾"。来源于菊科植物白苞蒿（*Artemisia lactiflora* Wall. ex DC.）的地上部分。夏至秋末开花时采收，洗净，切段，晒干。野生或栽培。生于旷野芜地、山坡、林缘、路旁。分布于广东、海南、广西以及华东、中南、西南至西部各地。

植物特征

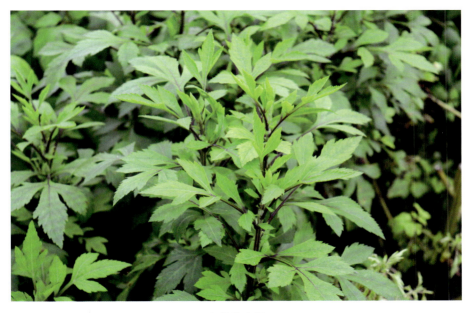

白苞蒿全株

1 草本。茎具细纵棱。

2 基生叶与茎下部叶二回或一至二回羽状全裂，茎中部叶卵形或长卵形，一至二回羽状全裂，稀深裂，边缘常有细锯齿或近全缘，中轴具狭翅。

3 头状花序长圆球形，无梗，在小枝上排成稠密穗状花序，并在茎上部组成开展的圆锥花序；花白色。

4 瘦果倒卵形。

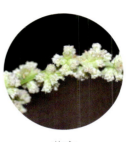

花序

1 不规则的段。茎枝圆柱形或稍扁，有明显的纵向棱线，质稍韧，不易折断；切面灰黄色，略显纤维性，中空而有较宽广的髓。

2 叶多已皱缩或破碎，完整叶片展平后呈羽状分裂或深裂，似鸭掌状，裂片卵形，近顶端一片较大，裂片边缘有疏锯齿；上表面深绿色至褐色，下表面色略浅，无毛，有较长的叶柄。

3 有的枝端带有密集成穗状的黄白色头状花序，单个头状花序长圆形，细小。

4 气微，味淡。

药材品质

以茎枝幼嫩、叶片多、不带根头者为佳。

用途

药用

功能与主治： 活血散瘀，理气消肿。用于血瘀，痛经，经闭，产后瘀滞腹痛，食积腹胀，寒湿泄泻，疝气，脚气，阴疽肿痛，跌打损伤，水火烫伤。

中成药原料： 鸭脚艾为鸡骨草肝炎冲剂、跌打万花油、驳骨水等中成药的原料之一。

食用

1 鸭脚艾鸡汤

鸭脚艾30克，鸡肉200克，枸杞子10克，生姜、盐各适量。洗净鸭脚艾，切块鸡肉，切片生姜。同煮30分钟，加枸杞子和盐再煮5分钟。可养血滋阴，对女性月经不调效果显著。

2 鸭脚艾煎蛋

鸭脚艾叶1把，鸡蛋5个，糖10克。鸡蛋打散备用；鸭脚艾叶洗净切碎，油锅翻炒至出水、收干；加糖炒匀，可按喜好放盐或糖；蛋液均匀淋上，小火煎至底面凝固翻面；全蛋液凝固即可。鸭脚艾煎蛋香气四溢，可活血化瘀，对女性痛经效果显著，有益于女性健康。

附

鸭脚艾使用品种混乱，涉及9个科30多种植物，影响药物疗效和安全性。本书收录的鸭脚艾为菊科蒿属植物白苞蒿，广东、广西市场上常见，称广东刘寄奴。

9 鼠曲草

鼠曲草俗称"佛耳草、黄花曲草、清明菜、田艾"。来源于菊科植物鼠曲草（*Gnaphalium affine* D. Don）的全草。花开时采收，除去泥沙，晒干。野生。生于山坡、路旁或田边。分布于我国华北、中南、西南及陕西、台湾等地。

植物特征

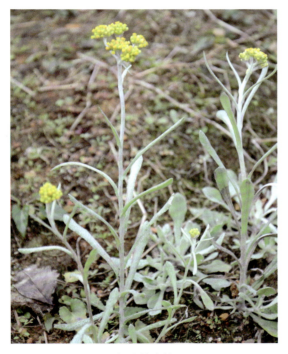

鼠曲草全株

◆ **鼠曲草** ◆

1 草本。全株密被白绵毛。

2 单叶互生，基生叶花后凋落，下部和中部叶匙形或倒披针形，基部渐狭，下延，两面都有白色绵毛。

3 头状花序多数，排成伞房状；总苞球状钟形；花黄色。

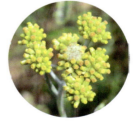

伞房花序

4 瘦果长椭圆形，冠毛黄白色。

药材经验鉴别

1 不规则的段，表面密被灰白色绵毛。根较细，灰棕色。

2 叶片皱缩，质柔软，展平后呈条状匙形或倒披针形，全缘，两面均密被灰白色绵毛。

3 头状花序多数，顶生，金黄色或棕黄色，花冠常脱落。

4 气微，味微甘。

以色灰白、叶及花多者为佳。

用途

🌿 药用

功能与主治：止咳、平喘、降血压、除湿止痹，用于感冒咳嗽、支气管炎、哮喘、高血压、蚕豆病、风湿腰腿痛；外用治跌打损伤、毒蛇咬伤。

中成药原料：鼠曲草为镇咳糖浆等中成药的原料之一。

🍲 食用

1 鼠曲草凉拌菜

新鲜的鼠曲草叶子洗净切碎，然后加入适量的盐、酱油、醋、蒜末和辣椒油，拌匀即可。

2 鼠曲粿（清明粿）

主要由鼠曲草、糯米粉、猪油、馅料等制成。先将鼠曲草熬成汤汁，加入猪油和糯米粉制成粿皮。馅料可选择豆沙或咸甜馅（含糯米、花生、虾仁、猪肉等），咸甜自选。用圆形或桃形印模压印成形，放在新鲜竹叶或香蕉树叶上，蒸熟即可。具有清热解毒、消肿散结等功效，可用于咽喉肿痛、痈肿疮毒等。

3 鼠曲草鸡蛋煎饼

香菇、虾皮适量，鸡蛋2个，新鲜鼠曲草适量，面粉适量，蚝油、盐适量。鼠曲草洗净切段备用。鸡蛋加盐打匀，加入鼠曲草、香菇、虾皮拌匀。平底锅加油，煎至两面金黄即可。

4 鼠曲草排骨汤

排骨500克，鼠曲草200克，姜1块，盐适量。排骨焯水，鼠曲草洗净切段；姜拍扁。排骨和生姜加适量水煮40分钟，加鼠曲草煮10分钟。加盐，调匀即可。具有清热解毒、润肺止咳、滋阴补虚等功效。

⑩ 蒲公英

蒲公英俗称"黄花地丁、婆婆丁"。来源于菊科植物蒲公英（*Taraxacum mongolicum* Hand.–Mazz.）、碱地蒲公英（*Taraxacum borealisinense* Kitam.）或同属数种植物的全草。春至秋季花初开时采挖，除去杂质，洗净，晒干。栽培或野生。生于山坡草地、路旁、河岸、沙地及田间。全国各地均有分布。

植物特征

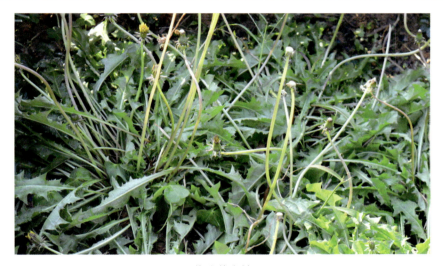

蒲公英全株

1　多年生草本。

2　根圆柱状，黑褐色，粗壮。

3　叶倒卵状披针形、倒披针形或长圆状披针形，先端钝或急尖，边缘有时具波状齿或羽状深裂。

4　花葶 1 至数个，与叶等长或稍长，头状花序；总苞钟状，舌状花黄色，边缘花舌片背面具紫红色条纹。

5　瘦果倒卵状披针形，暗褐色，上部具小刺；冠毛白色。

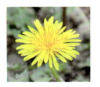

花

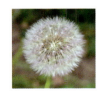

果实

1 根表面棕褐色，抽皱；根头部有棕褐色或黄白色的茸毛，有的已脱落。
2 叶多皱缩破碎，绿褐色或暗灰绿色，完整者展平后呈倒披针形，先端尖或钝，边缘浅裂或羽状分裂，基部渐狭，下延呈柄状。
3 头状花序，总苞片多层，花冠黄褐色或淡黄白色。有时可见具白色冠毛的长椭圆形。瘦果。
4 气微，味微苦。

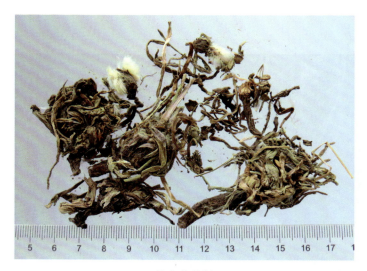

蒲公英药材

药材品质

以叶多、色灰绿、根完整、无杂质者为佳。

用途

🌿 **药用**

功能与主治：清热解毒，消肿散结，利尿通淋。用于疔疮肿毒，乳痈，瘰疬，目赤，咽痛，肺痈，肠痈，湿热黄疸，热淋涩痛。

中成药原料：蒲公英为热炎宁颗粒（片）、蒲地蓝消炎片（口服液）、复方公英片、二丁颗粒等多种中成药的原料之一。

食用

1 蒲公英炒肉片

　　五花肉 300 克，鲜蒲公英 90 克，姜、蒜、盐、鸡精、酱油适量。五花肉切片，蒲公英切段，姜、蒜备用。热锅加油，爆炒姜、蒜后放入肉片，翻炒至变色，加酱油，再入蒲公英炒 1 分钟。加盐、鸡精，炒匀出锅。有清热利尿、滋阴润燥效用，适合小便赤涩、便秘、皮肤干燥者食用。

2 蒲公英柠檬茶

　　蒲公英 3 克，柠檬 1 片，冰糖适量。泡开蒲公英加冰糖水，5 分钟后滤出，加柠檬片饮用。可清泻胃热、凉血生津。适用于咽喉痛、胃火牙痛、口气重、口渴咽干等。

3 蒲公英玫瑰茶

　　蒲公英 3 克，玫瑰花 6 朵，陈皮 3 克。共泡开水 5 分钟，滤出饮用。可清热养胃、疏肝理气。适合肝胃火旺、胃脘气痛及月经不调、经前乳胀的女性饮用。

11 淡竹叶

淡竹叶俗称"松苓、云苓、玉灵",来源于禾本科植物淡竹叶(*Lophatherum gracile* Brongn.)的茎叶;夏季未抽花穗前采割,晒干。野生,多生于山坡林下或阴湿处。广泛分布于长江流域和华南、西南地区,主产于广东、湖南、广西、重庆、四川等省区。

植物特征

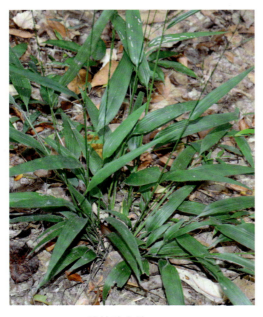

淡竹叶全株

◆ 淡竹叶 ◆

1 须根中部可见膨大呈纺锤形的小块根;秆直立,疏丛生。
2 叶舌质硬,叶片披针形。
3 圆锥花序,小穗线状披针形,具极短柄;颖顶端钝。
4 颖果长椭圆形。

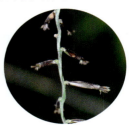

颖果

药材经验鉴别

1 茎呈圆柱形,有节,表面淡黄绿色,断面中空。
2 叶鞘开裂。叶片披针形,有的皱缩卷曲,表面浅绿色。叶脉平行,具横行小脉,形成长方形的网格状,下表面尤为明显。
3 体轻,质柔韧。
4 气微,味淡。

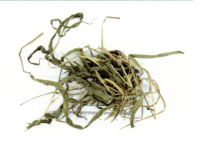

药材

以色绿、叶多者为佳。

用途

🌿 药用

功能与主治: 清热泻火,除烦止渴,利尿通淋。用于热病烦渴,小便短赤涩痛,口舌生疮。

中成药原料: 淡竹叶为银翘散、小儿七星茶颗粒、心脑静片、消痤丸、润肺止嗽丸、银翘伤风胶囊、银翘解毒片、羚羊感冒片、清瘟解毒丸、维C银翘片等多种中成药的原料之一。

🍲 食用

1 **淡竹叶芦根茶**

鲜芦根90克,淡竹叶30克,水煎代茶饮。用于夏天消渴解暑,也可用于热病伤津、身热不除、口渴心烦等。

2 **淡竹叶白茅根茶**

白茅根9克,淡竹叶9克,水煎服代茶饮。可用于尿路感染。如伴有小便次数增多、灼痛明显,可改用淡竹叶12克,灯心草5克,海金沙10克,水煎服。

3 **淡竹叶冬瓜皮茶**

淡竹叶、冬瓜皮、薄荷、白茅根各10克,水煎服,每周1~2次。可用于预防流行性脑脊髓膜炎。

12 香茅

　　香茅俗称"大风茅、柠檬茅、柠檬草"。来源于禾本科植物香茅［*Cymbopogon citratus* （DC.）Stapf］的地上部分，全年可采收，洗净，鲜用或阴干。我国华南、西南、福建、台湾地区有栽培，常栽植于耕地、园中或坡地。

植物特征

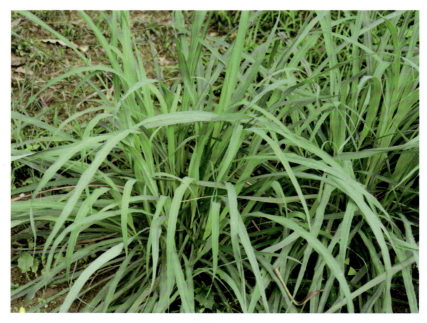

香茅全株

1　多年生草本。全体带有柠檬香。秆粗壮，节常有蜡粉。

2　叶片条形，长达1米，两面均粗糙，呈灰白色。

3　佛焰苞披针形，狭窄，红色至淡黄色；伪圆锥花序线形至长圆形，疏散，具3回分枝。

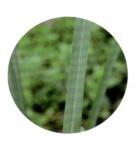

叶

1 多绕成团状或切成段。秆呈圆柱形，直立粗壮，节处常被蜡粉。
2 完整叶片展开后条形，基部收缩包秆；两面粗糙，叶脉直出平行，呈灰白色。叶鞘光滑，叶舌厚，鳞片状，叶纸质。
3 具柠檬香气，味辛淡。

药材品质

以柠檬香气浓者为佳。

用途

药用

功能与主治： 散寒解表，祛风通络，温中止痛。用于外感风寒头痛，头风头痛，风湿痹痛，脘腹冷痛，泄泻，水肿，脚气，跌打损伤。

中成药原料： 香茅为香青百草油搽剂、复方木尼孜其颗粒等中成药的原料之一。

食用

1 香茅炖鸡汤

鸡1只，香茅3根，姜片5片，红葱头3粒去皮，柠檬5~6片，盐适量。鸡滚水下锅，翻动2~3分钟。飞水后鸡过凉洗净，入冷水锅。再加入其他材料，大火烧开，转小火炖1小时以上，加盐，大火10分钟。熄火后静置30~60分钟即可食用。

2 香茅鸡翅

鸡翅、香菜、南姜、香茅、蒜蓉、盐、青柠檬、辣椒酱、生抽适量。鸡翅切花刀，加南姜、香菜、盐腌3分钟。锅加水，放入香茅、鸡翅煮熟，泡5分钟。蒜茸中加盐、青柠檬汁、生抽、辣椒酱调汁，淋鸡翅或蘸食。

3 香茅排骨

　　排骨 2 根，香茅 1 棵，鸡粉、蚝油、食盐、细砂糖、米酒、酱油、淀粉少许。排骨洗净擦干水；香茅洗净沥干水分，切段，备用。将排骨放入容器中，倒入腌料搅拌均匀腌 30 分钟，备用。热油至 160℃，炸排骨 2 分钟，捞起备用。起锅放香茅煮开，加入排骨及调味料煮入味即可食用。

附

　　（1）香茅除药用外，还大量用于提取挥发油作香料用，制造肥皂、化妆品等。提油用的香茅每年可采收 2~4 次，趁鲜进行提油，亦可洗净阴干备用。已提油的茎秆纤维可供造纸及编织纤维带。

　　（2）泰国的冬阴功汤、火锅调料中都有香茅。

13 独脚金

　　独脚金俗称"疳积草、独脚柑、细独脚马骝"。来源于玄参科植物独脚金［*Striga asiatica*（L.）Kuntze］的全草。生于山地、丘陵地的草坡上，寄生在禾本科植物如蜈蚣草、纤毛鸭嘴草等的根上。夏、秋二季采收。拔取全株，洗净，扎成小束，晒干。分布于广东、海南、福建、广西等省区。

植物特征

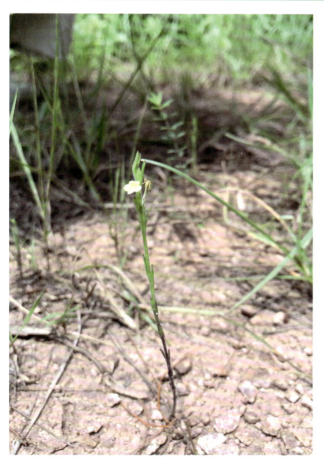

独脚金全株

◆ **独脚金** ◆

1　一年生小草本，半寄生，全株粗糙，且被硬毛。茎多少呈四方形，有2条纵沟，不分枝或在基部有分枝。

2　叶生于下部的对生，上部的互生，无柄，叶片线形或狭卵形，最下部的叶常退化呈鳞片状。

3　花单生于上部的叶腋，萼筒状；花冠黄色或有时带粉红色；冠檐二唇形。

4　蒴果长卵形。

1 茎单一，纤细，通常不分枝，或间有在上部分枝，灰黑色，被粗糙短毛，下有稀疏细根；质柔稍韧。

2 叶小，互生，线形或披针形，灰褐色或绿褐色，常疏贴于茎上。

3 叶腋有黄色或紫色小花，萼筒有 10 条棱线。

4 气无，味微甘。

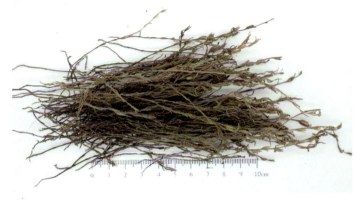

独脚金药材

药材品质

以植株完整、柔嫩、带绿色，无泥沙杂质者为佳。

用途

🌿 药用

功能与主治： 健脾，平肝消积，清热利尿。用于小儿积食，疳积，小便不利等。

中成药原料： 独脚金为脾胃健口服液、小儿疳积糖等中成药的原料之一。

1 独脚金瘦肉汤

独脚金 15 克，猪瘦肉 100 克，蜜枣 1~2 颗，生姜 1~2 片。独脚金洗净，浸泡 20 分钟；猪瘦肉洗净，不切。加入蜜枣、生姜，加水 750 毫升，武火煲沸转文火煲至 250 毫升，加盐即可。可清肝热、消疳积、健脾胃、助消化。

2 独脚金鲫鱼粥

独脚金 15 克，鲫鱼 1 条（约 350 克），白米 100 克，清水 1200 克，盐少许。鲫鱼去鳞、内脏，用纱布包住备用；白米、独脚金洗净。所有材料放入砂锅，煮 45 分钟，加盐，稍煮。捞出药材和鱼，食粥。对小儿肝热脾虚所致的肠胃紊乱、食欲不振、烦躁低烧、消瘦等有益。

3 独脚金消积汤

独脚金、太子参、山楂、麦芽、谷芽各 10 克，蜜枣 2 个，排骨或猪瘦肉适量。麦芽、谷芽炒香，独脚金、太子参、山楂洗净，排骨砍段或猪瘦肉切片焯水洗净。材料入炖盅，加水 750 毫升，炖 2.5 小时，可消食化积、健脾开胃、清热化滞。

4 独脚金陈皮无花果煲瘦肉汤

独脚金 6 克，陈皮 6 克，怀山药 20 克，山楂 6 克，无花果 5~8 个，猪瘦肉 200 克，生姜 3 片。洗净所有材料备用，猪瘦肉切块；入炖锅加适量水，煮沸转小火 1 小时，即可饮汤食肉。可健脾消食、祛痰化浊、降脂解腻。

14 铁皮石斛

铁皮石斛俗称"铁耳环石斛、风斗、枫斗、黑节",来源于兰科植物铁皮石斛（*Dendrobium officinale* Kimura et Migo）的茎。11 月至翌年 3 月采收,除去杂质,剪去部分须根,边加热边扭成螺旋形或弹簧状,烘干;或切成段,干燥或低温烘干,前者习称"铁皮枫斗"（耳环石斛）;后者习称"铁皮石斛"。唐代《道藏》将铁皮石斛列为"中华九大仙草之首"。分布于长江流域和华南、西南等地区,主产于安徽、浙江、广东、广西、贵州、云南、四川等省区。

植物特征

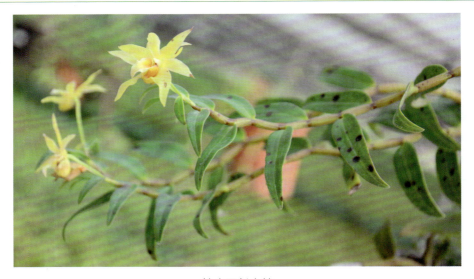

铁皮石斛全株

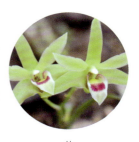

花

1 茎直立,圆柱形不分枝,具多节。

2 叶二列,纸质,长圆状披针形,边缘和中肋常带淡紫色。

3 总状花序常从落叶后的老茎上部发出,具 2~3 朵花;萼片和花瓣黄绿色,近相似,长圆状披针形,唇瓣白色。

1 螺旋形或弹簧状，通常为2~6个旋纹。
2 表面黄绿色或略带金黄色，有细纵皱纹，节明显，节上有时可见残留的灰白色叶鞘；一端可见茎基部留下的短须根。
3 质坚实，易折断，断面平坦，灰白色至灰绿色，略角质状。
4 气微，味淡，嚼之有黏性。

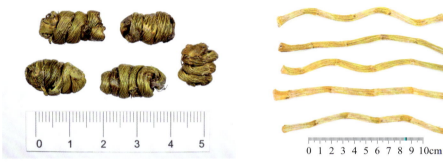

铁皮石斛药材（卷）　　　　　　　铁皮石斛药材（条）

药材品质

　　干品以色黄绿、黏液丰富、渣少者为佳。鲜品以青绿色、节黑、肥满多汁、嚼之发黏者为佳。

用途

🌿 **药用**

　　功能与主治：益胃生津，滋阴清热。用于热病津伤，口干烦渴，胃阴不足，食少干呕，病后虚热不退，阴虚火旺，骨蒸劳热，目暗不明，筋骨痿软。

　　中成药原料：铁皮石斛为坤宝丸、胃安胶囊、金嗓清音丸、复明片、消痤丸、羚羊清肺丸、琥珀还睛丸、金嗓清音胶囊、益安宁丸等多种中成药的原料之一。

食用

1 石斛茶

铁皮石斛 15 克，麦冬 10 克，绿茶叶 5 克。将铁皮石斛、麦冬和绿茶一并放入茶杯内，开水泡茶。具养阴清热、生津利咽之功效。

2 石斛玉米须茶

铁皮石斛 10 克，芦根 15 克，玉米须 20 克。用以上药，每日 1 剂，水煎代茶饮。具养阴、清热、利尿之功效。

3 石斛瘦肉汤

猪瘦肉 250 克，铁皮石斛 12 克，红枣 4 枚。瘦猪肉切块，石斛、红枣去核洗净。一齐放入锅内，加清水适量，武火煎沸后，文火煮 1~2 小时，调味即成。饮汤食肉。具益胃养阴之功效。

附

（1）铁皮石斛因表面颜色呈铁绿色而得名，又称"黑节草"，较坚实，易折断，断面不平整，口感带有淡淡的青草香气，咀嚼后初始味道较淡，随后有黏滑感，其越咀嚼味道越浓厚，黏度亦随之增加。

（2）石斛种类众多，常见的有金钗石斛、霍山石斛、铁皮石斛、鼓槌石斛、流苏石斛等，其中铁皮石斛在《中国药典》中被单独列出。

⑮ 石仙桃

石仙桃俗称"石橄榄、石上莲、细颈葫芦"。来源于兰科植物石仙桃（*Pholidota chinensis Lindl.*）的全草或假鳞茎。全年均可采挖，除去沙泥杂质，洗净，置沸水中略烫，晒干。分布于华东、华南和西南大部分地区。附生于山林下岩石上，或附生于其他树上。

植物特征

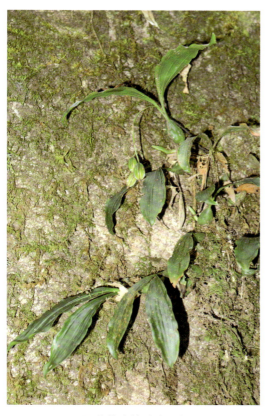

石仙桃全株（含果）

◆ 石仙桃 ◆

1 根状茎通常较粗壮，匍匐，假鳞茎狭卵状长圆形，基部收狭成柄状。

2 叶2枚，生于假鳞茎顶端，倒卵状椭圆形、倒披针状椭圆形至近长圆形，先端渐尖、急尖或近短尾状，具3条较明显的脉。

3 花葶生于幼嫩假鳞茎顶端，具数朵至20余朵花，花白色或带浅黄色。

4 蒴果倒卵状椭圆形有6棱。

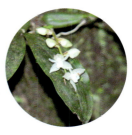

花

1 不规则的段。假鳞茎纺锤形、圆柱形或长条形，皱缩，表面灰黄色或黄褐色，顶端残留叶片脱落或残留的锥形、锥尖形或圆形瘢痕。

2 叶片灰黄色、黄棕色或棕褐色，倒卵形、椭圆形，先端渐尖，基部渐狭成柄，有 3 条明显的叶脉。

3 根茎柔韧，断面灰白色、黄白色或浅棕色，纤维性。

4 气微，味淡。

药材品质

以根茎及须根少，假鳞茎肥厚，断面类白色为佳。

用途

药用

功能与主治： 养阴清热，润肺止咳。用于热病津伤口渴，阴虚燥咳，潮热盗汗，肺结核咯血，慢性气管炎，慢性胃炎，消化性溃疡而有胃阴不足。外用跌打损伤。

中成药原料： 石仙桃为头痛定糖浆等中成药的原料之一。

食用

1 石仙桃炖猪肚

石仙桃、猪肚、红枣、枸杞子、白酒、葱和姜。猪肚洗净，加面粉、盐、油抓揉，清水洗净。石仙桃泡，猪肚冷水下锅，加姜、葱、料酒、花椒焯水，去浮沫，煮 5 分钟。猪肚捞出放凉，刮净胃管白色黏膜，洗净。入砂锅，加石仙桃、冰糖、姜片、白酒，大火煮开转小火炖 1 小时。捞出猪肚切块，再入砂锅，加红枣、枸杞子，煲半小时，加盐调味即可。

2 石仙桃猪肝山药汤

　　石仙桃50克，猪肝、猪瘦肉各250克，山药100克，大枣5~8颗，生姜、枸杞子适量。石仙桃洗净备用，山药切片；猪肝、猪瘦肉焯水切片。将所有食材放入汤煲，加姜、大枣煲1.5小时，放入枸杞子，加适量水，烧开后加盐调味。可滋阴补血、益肝明目、健脾益胃、助消化，对气血亏虚、脾虚面黄、缺铁性贫血老有益。

3 石仙桃排骨汤

　　石仙桃、排骨、胡椒粉、生姜。石仙桃洗净，排骨剁小块，焯水去腥，洗净，放入砂锅，加适量水炖煮2小时，加盐、胡椒粉调味。可清热祛痰。

附

　　野生石仙桃为国家重点保护野生植物。

16 金线莲

　　金线莲俗称"金线兰、金线虎头椒、金蚕、金石松"。"金线莲"因其深绿色叶面（叶背面和嫩茎叶为紫红色）上的金色/橘色网脉而得名。来源于兰科植物花叶开唇兰 [*Anoectochilus roxburghii*（Wall.）Lindl.］的全草。生于阴湿的常绿阔叶林下或竹林下。夏、秋二季茎叶茂盛时采收，除去杂质，鲜用或晒干。野生、栽培均有，主要分布于福建、广东、广西、浙江、江西、四川等省区。

植物特征

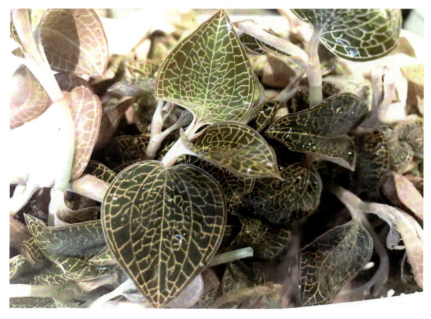

金线莲全株

1　根状茎匍匐，肉质。茎直立，肉质，圆柱形，具 3~4 枚叶。

2　叶片卵圆形或卵形，上面暗紫色或黑紫色，具金红色带有绢丝光泽的美丽网脉，背面淡紫红色。

3　总状花序具 2~6 朵花，花白色或淡红色，花瓣近镰刀状，唇瓣呈 Y 字形，基部具圆锥状距。

1 常缠结成团，深褐色。茎细，具纵皱纹，断面棕褐色。

2 叶互生，呈卵形，先端急尖，叶脉为橙红色或金黄色，叶柄基部呈鞘状。

3 气微香，味淡、微甘。

◆ **鲜金线莲** ◆

1 根状茎匍匐，淡红褐色，稍肉质，被柔毛。

2 叶互生，呈宽卵形，先端急尖，叶脉为金红色，叶柄短，基部呈鞘状。

3 气微香，味淡、微甘。

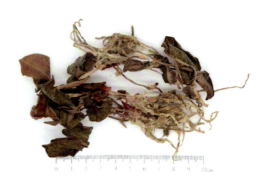

金线莲药材

药材品质

以叶脉橙红色或金黄色，气微香者为佳。

用途

药用

功能与主治： 清热凉血，祛风利湿，解毒。用于肺热咳嗽，咯血，尿血，小儿急惊风，黄疸，水肿，淋证，消渴，风湿痹痛，跌打损伤，毒蛇咬伤。现代用于肝炎，肾炎，膀胱炎，糖尿病，支气管炎，风湿性关节炎等病。

食用

1 金线莲甲鱼汤

甲鱼1只，猪瘦肉100克，金线莲、黄芪、芡实、土茯苓、山药、陈皮、生姜适量，料酒、白酒、盐各适量。药材洗净，炖盅浸泡；甲鱼洗净，去脂，白酒涂抹，斩块；猪瘦肉洗净，切小块；甲鱼、猪瘦肉、姜片入炖盅，加料酒，蒸炖2小时，盐调味。

2 金线莲青榄鲍鱼汤

鲍鱼4只，猪蹄肉500克，金线莲30克，青榄15枚，瑶柱10粒，陈皮1片，蜜枣2枚，姜3片，料酒、盐适量。金线莲、陈皮洗净，炖盅泡；青榄洗，拍扁；猪蹄肉洗，切丁；鲍鱼去壳、内脏，洗净；材料入炖盅，加清水、料酒；蒸锅水沸，隔水炖2小时，加盐调味。

3 金线莲瘦肉汤

猪瘦肉150克，金线莲、麦冬、南杏仁、北杏仁各6克，石斛、百合、玉竹、莲子（去心）各12克，无花果3个，姜3片，料酒、盐各适量。药材洗净，放入炖盅，加清水浸泡；猪瘦肉、姜剁茸，揉成丸，放入炖盅；加清水、料酒，隔水炖2小时，加盐调味即可。

4 金线莲麦冬陈皮茶

金线莲、陈皮各3克，麦冬6克，煮40分钟后加蜂蜜适量饮用。

附

野生金线莲被列入中国《国家二级保护植物名录》，同时被列入《濒危野生动植物种国际贸易公约》（华盛顿公约，简称 CITES）和《世界自然保护联盟濒危物种红色名录》（IUCN）的濒危物种。

17 昆布

昆布俗称"纶布、海带、江白菜"。来源于海带科植物海带（*Laminaria japonica* Aresch.）或翅藻科植物昆布（*Ecklonia kurome* Okam.）的叶状体。夏、秋二季采捞，晒干。生于低潮线附近的岩礁上，人工养殖多用筏式，使其着生绳索上漂浮于海湾里。分布于山东、福建、浙江等沿海地区。

植物特征

1 海带多年生大型褐藻，植物体成熟时呈带状，长可达 6 米以上。
2 根状固着器粗纤维状，由数轮叉状分歧的假根组成，假根末端有吸着盘。其上为圆柱状的短柄。
3 柄的上部为叶状体，叶状体幼时呈长卵状，后渐伸长成带状，扁平，坚厚，革质状，中部稍厚，两边较薄，有波状皱褶。

药材经验鉴别

1 海带卷曲折叠成团状，或缠结成把。
2 全体呈黑褐色或绿褐色，表面附有白霜。用水浸软则膨胀成扁平长带状，中部较厚，边缘较薄而呈波状。类革质，残存柄部扁圆柱状。
3 气腥，味咸。

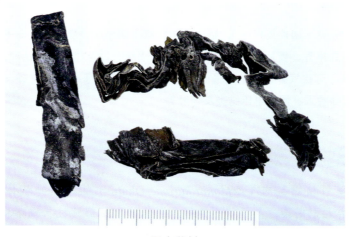

昆布药材

以整齐、质厚、无杂质者为佳。

🌿 **药用**

功能与主治： 消痰软坚散结，利水消肿。用于瘿瘤，瘰疬，睾丸肿痛，痰饮水肿。

中成药原料： 昆布为消瘿气瘰丸、乳癖消胶囊、乳核散结片、乳康颗粒、骨刺胶囊、茴香橘核丸和络舒肝片等多种中成药的原料之一。

🍲 **食用**

1　海带绿豆糖水

海带15克、绿豆150克洗净，加水煮汤，食时用红糖调味。可补心、利尿、软坚、消痰。适用于高血压、脚气水肿、颈淋巴结核、甲状腺肿、痰热咳嗽、暑天痱疖毒等。

2　海带薏仁汤

海带50克，薏苡仁50克，鸡蛋2个，调料适量。海带切条状，薏苡仁洗净，加水炖烂。鸡蛋炒熟后，加入海带、薏苡仁汤，加盐、胡椒粉。可利湿、活血、软化血管。

3　海带排骨汤

海带150克（切片或打结），猪小排300克（切小块，沸水氽烫一下捞起）。锅内倒开水，加排骨、姜片、料酒，大火烧开改小火，炖至排骨快熟透时，加海带烧熟，盐调味。可益气补血、软坚通脉、清热利水。适用于动脉粥样硬化、高血压、缺碘性甲状腺肿大、慢性淋巴结炎及浮肿等。

附

（1）翅藻科植物昆布（*Ecklonia kurome* Okam.）的干燥叶状体也作昆布使用。为多年生大型褐藻，其根状固着器呈圆锥状，柄部圆柱状或略扁圆。叶状体扁平、革质、暗褐色，1~2回羽状深裂，两侧裂片长舌状，基部楔形，叶缘有粗锯齿。昆布含碘量高，其提取的碘和褐藻酸广泛应用于医药、食品、化工等领域。碘是人体必需元素，缺碘易患甲状腺肿大，多食昆布可防治，还能预防动脉粥样硬化，降低胆固醇积聚。

（2）广东昆布：源自绿藻门石莼科植物石莼（*Ulva lactuca* L.）的干燥叶状体。藻体呈不规则片状，淡黄绿色，质薄易碎。水浸后呈膜状薄片，气腥，味微咸。具有降胆固醇、清热解毒、软坚散结、利水降压的功效。用于治疗中暑、颈淋巴结肿、甲状腺肿、疮疥、胃肠炎、高血压、水肿、小便不利、喉炎及咳嗽等症。

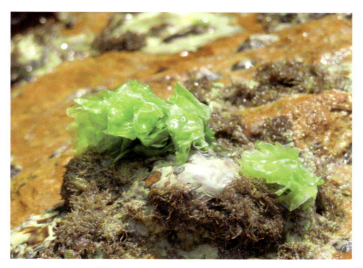

石莼

18 茯苓

　　茯苓俗称"松苓、云苓、玉灵"，来源于多孔菌科真菌茯苓［*Poria cocos*（Schw.）Wolf］的菌核。多于 7~9 月采挖，挖出后除去泥沙，堆置"发汗"后，摊开晾至表面干燥，再"发汗"，反复数次至现皱纹、内部水分大部散失后，阴干，称为"茯苓个"；或将鲜茯苓按不同部位切制，阴干，分别称为"茯苓块"和"茯苓片"。传统医学认为茯苓有消除百病，使机体润泽强健的作用，久服则能使人面若童颜，延年耐老，有"四时神药""仙家食品"等美誉，被誉为中药"八珍"之一。以栽培为主，多寄生于向阳山坡马尾松或赤松的根部。主产于云南、安徽、湖北、河南、四川等省区。

植物特征

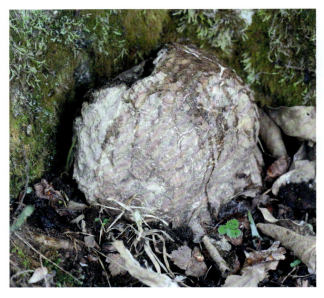

茯苓个

◆ 茯苓 ◆

1　茯苓菌核球形、椭圆形至不规则形，大小不一。外面皮壳厚且多皱褶，深褐色；内部白色或淡粉红色，粉粒状。

2　子实体生于菌核表面，全平伏，白色，肉质，老后或干后变为浅褐色。菌管密。胞子长方形至近圆柱形，平滑。

药材经验鉴别

◆ 茯苓个 ◆

1　呈类球形、椭圆形、扁圆形或不规则团块。外皮薄而粗糙，棕褐色至黑褐色，有明显皱缩纹理。

2 体重，质坚实，断面颗粒性，有的具裂隙，外层淡棕色，内部白色或少数淡红色，有的中间抱有松根，习称"茯神块"。

3 气微，味淡，嚼之黏牙。

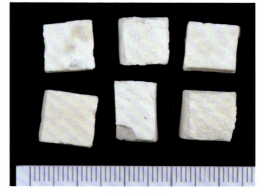
茯苓块药材

◆ **茯苓块** ◆

1 为去皮后切制的茯苓，呈立方块状或方块状厚片，大小不一。

2 白色、淡红色或淡棕色。

◆ **茯苓片** ◆

1 为去皮后切制的茯苓，呈不规则厚片，厚薄不一。

2 白色、淡红色或淡棕色。

药材品质

以体重坚实、皮纹细、无裂隙、断面白色、细腻、嚼之黏牙力强者为佳。

用途

 药用

功能与主治：利水渗湿，健脾，宁心。用于水肿尿少，痰饮眩悸，脾虚食少，便溏泄泻，心神不安，惊悸失眠。

中成药原料：茯苓为桂枝茯苓丸（片、胶囊）、茯苓多糖口服液、指迷茯苓丸、通宣理肺颗粒（片）、小儿扶脾颗粒、玉泉颗粒等多种中成药的原料之一。

食用

常见的茯苓药膳品有茯苓薏米粥、茯苓莲子羹、茯苓饼、茯苓糕、茯苓酒、茯苓陈皮姜汁茶、茯苓豆腐、茯苓甲鱼煲、茯苓排骨汤等。

> 1
>
> **茯苓粥**
>
> 先用粳米 50 克煮粥，煮好时加入茯苓粉 15 克，再煮一会儿，出锅时放少许红糖调味，每日 2 次。长期食用有助于失眠人群调理睡眠。

2 黄芪茯苓粥

黄芪 50 克，煎煮 30 分钟，去药渣；放入粳米 50 克，煮粥，出锅前放入茯苓粉 15 克，搅匀。空腹食，早晚各 1 次。适用于晨起眼皮肿、腿肿、双腿沉重等。

3 参苓粥

人参 10 克，茯苓 20 克，生姜 5 克，粳米 100 克。先将人参、生姜切成薄片，茯苓捣碎，浸泡 1 小时，水煎去渣取汁，同粳米煮粥代早餐服食。有健脾益气、养胃补虚之功。

4 茯苓饼

茯苓粉 20%，白面粉 80%，用水适量调和，做成饼食用。

附

茯苓功能利水，长期服用有伤津耗液之弊。凡阴虚精亏等津液耗伤者不宜单味药大量长期服用；大便干燥者慎用；虚寒滑精者慎用。

茯苓美容养颜作用也一直被人们称赞。《肘后备急方》载：食用茯苓"至百日肌体润泽，延年耐劳，面若童颜"。现代医学中也证明，茯苓可使血液中氧合血红蛋白释放更多的氧，以供给组织细胞，使我们的皮肤、毛发显得更加滋润，达到美容的效果。

19 灵芝

灵芝俗称"赤芝、木灵芝、灵芝草",来源于多孔菌科真菌赤芝〔*Ganoderma lucidum* (Leyss. ex Fr.) Karst.〕或紫芝(*Ganoderma sinense* Zhao,Xu et Zhang)的子实体。全年采收,除去杂质,剪除附有朽木、泥沙或培养基质的下端菌柄,阴干或 40~50℃烘干。灵芝自古以来被用作扶正培本、滋补强壮的要药,为九大仙草之一,可入五经(心经、肝经、脾经、肺经、肾经)调五脏,享有"百病之药"的美誉。栽培品种,赤芝主产于山东、浙江、安徽、四川、河北、山西、江西、广西、广东等省区;紫芝产于浙江、江西、湖南、广西、福建和广东等省区。

植物特征

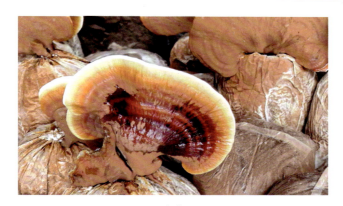

赤芝

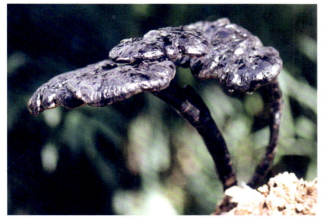

紫芝

◆ **赤芝** ◆

1　子实体有柄,侧生,木栓质。

2　菌盖木质,半圆形或肾形。表面褐黄色或红褐色,具亮漆样光泽,有同心环纹。

3　菌肉白色至淡褐色,菌管小。管孔面淡白色。

4　菌柄侧生或偏生,近圆柱形,有较强的漆样光泽。

◆ **赤芝** ◆

1 外形呈伞状，菌盖肾形、半圆形或近圆形。
2 皮壳坚硬，黄褐色至红褐色，有光泽，具环状棱纹和辐射状皱纹。
3 菌肉白色至淡棕色。菌柄圆柱形，侧生，红褐色至紫褐色，光亮。
4 气微香，味苦涩。

◆ **紫芝** ◆

1 皮壳紫黑色，有漆样光泽。
2 菌肉锈褐色。

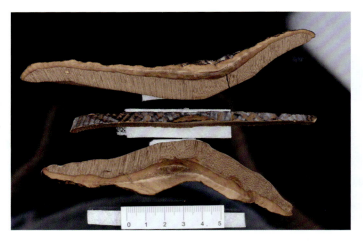

横切面药材

药材品质

以个大、厚实、具光泽、色赤褐、菌柄短者为佳。

用途

🌿 **药用**

功能与主治： 补气安神，止咳平喘。用于心神不宁，失眠心悸，肺虚咳喘，虚劳短气，不思饮食。

中成药原料： 灵芝为灵芝浸膏片、灵芝孢子粉胶囊、复方灵芝片、灵芝胶囊、人参灵芝胶囊、复方灵芝颗粒、灵芝片（口服液）等多种中成药的原料之一。

1 灵芝天麻汤

灵芝 10 克，天麻 15 克，水煎，早晚分服。可辅助治疗高血压。

2 灵芝大麦粥

灵芝 10 克，大麦 50 克，将灵芝剪碎，煎熬取汁，大麦磨碎，合灵芝汁煮粥，熟后加适量白糖食用。对神经衰弱有一定缓解作用。

3 党参灵芝桂圆汤

党参 20 克，灵芝 15 克，桂圆肉 15 克，猪心 1 个。食盐适量。党参、灵芝、桂圆肉洗净；猪心洗净，切片。将全部材料放入煲内，加水适量，煲约 2 小时。放入食盐调味。有补中益气、和胃调中的功效。

4 灵芝陈皮老鸭汤

灵芝 50 克，陈皮 1 个，老鸭 1 只，蜜枣 2 枚。老鸭剖洗干净，去毛和内脏，斩大块；灵芝、陈皮和蜜枣分别洗净，全部材料一起放入已经煲滚的水中，中火煲 1 小时，加少许食盐调味即可。可行气健脾、燥湿化痰、滋阴补虚、利尿消肿。

附

实证及外感初起者忌用。灵芝是一种较强的血小板聚集抑制剂，故罹患出血性疾病及有出血倾向者慎用。过敏体质者慎用。

⓴ 蜂蜜

蜂蜜俗称"蜂糖、蜜糖、食蜜",来源于蜜蜂科昆虫中华蜜蜂(*Apis cerana* Fabricius)或意大利蜂(*Apis mellifera* Linnaeus)所酿的蜜。春至秋季采收,滤过。蜂蜜有助于胃及十二指肠溃疡病愈合,软化大肠,预防和治疗便秘,定期服食对神经衰弱、心脏病、贫血等均有一定的辅助治疗作用。养殖,全国大部分地区均有产出。

动物特征

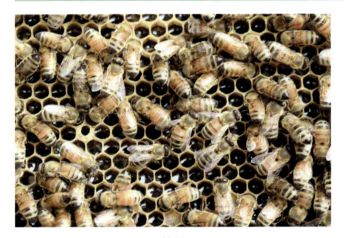

蜂巢

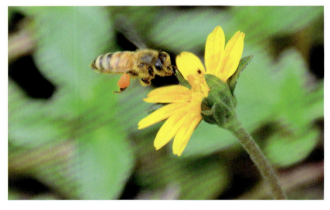

中华蜜蜂

◆ **中华蜜蜂** ◆

1 蜂群由工蜂、蜂王和雄蜂组成。

2 工蜂全身被黄褐色毛;胸部3节;翅2对,膜质透明;足3对,有采集花粉的构造;腹部圆锥状,有毒腺和螫针;腹下有蜡板4对,内有蜡腺,分泌蜡质。

3 蜂王体最大,翅短小,腹部特长,生殖器发达,专营生殖产卵。

4 雄蜂较工蜂稍大,头呈球形,尾无毒腺和螫针,足上无采贮花粉构造,腹无蜡板及蜡腺。

1 为半透明、带光泽、浓稠的液体。
2 白色至淡黄色或橘黄色至黄褐色，放久或遇冷渐有白色颗粒状结晶析出。
3 气芳香，味极甜。

药材品质

以浓稠似凝脂、气芳香、味甜而纯正，以木棍挑起时蜜丝不断并流成折叠状、无异臭杂质者为佳。

用途

药用

功能与主治： 补中，润燥，止痛，解毒；外用生肌敛疮。用于脘腹虚痛，肺燥干咳，肠燥便秘，解乌头类药毒；外治疮疡不敛，水火烫伤。

食用

1 西洋参蜂蜜枸杞茶

西洋参3克，枸杞子3克，蜂蜜适量。西洋参切片，连同枸杞子一起放入杯中，冲入沸水，焖泡1小时，冷却后兑入蜂蜜饮用。具益气养阴、清火生津、养肝提神的作用。

2 蜂蜜佛手汤

蜂蜜50克，佛手20克。佛手加水煎煮，滤取药液200毫升，药温不烫时加入蜂蜜搅拌均匀，分3次饮服。适用于老年慢性支气管炎（咳嗽、喘息或咳痰）。

3 蜂蜜白梨汤

蜂蜜15克，葱白5根，白梨1个，共同煮片刻，食梨喝汤。适月于慢性支气管炎。

（1）冲调蜂蜜用的水不超过40℃，高温易破坏其活性酶类物质，口感变酸。

（2）吃蜂蜜有助于胃及十二指肠溃疡病愈合，软化大肠，预防和治疗便秘。定期服食蜂蜜，对神经衰弱、心脏病、贫血等都有一定的辅助治疗作用。蜂蜜对祛除老年斑也有一定的作用。

21 阿胶

阿胶俗称"傅致胶、盆覆胶、驴皮胶",来源于马科动物驴（*Equus asinus* L.）的皮经煎煮、浓缩制成的固体胶。阿胶为滋阴补血的良药,与人参、鹿茸被誉为"中药三宝",因出自山东东阿县而著名,故名曰"阿胶"。主产于山东、浙江,以山东产者最为著名,浙江产量最大;上海、北京、天津、武汉、沈阳等地亦有产出。

动物特征

1 体型较小。头型较长,眼圆,耳长。
2 颈部长而宽厚,颈背鬃毛短而稀少。躯体匀称,四肢短粗,蹄小而质坚硬。尾尖端处生有长毛。
3 体色以黑、栗、灰3种为主。

药材经验鉴别

1 呈长方形块、方形块或丁状。
2 棕色至黑褐色,有光泽。质硬而脆,断面光亮,碎片对光照视呈棕色半透明状。
3 气微,味微甘。

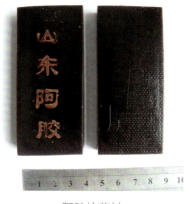

阿胶块药材

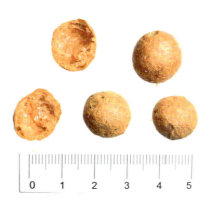

阿胶珠药材

以色乌黑、光亮、透明、无腥臭气、经夏不软者为佳。

用途

🌿 药用

功能与主治：补血滋阴，润燥，止血。用于血虚萎黄，眩晕心悸，肌肉萎缩无力，心烦不眠，虚风内动，肺燥咳嗽，劳嗽咯血，吐血尿血，便血崩漏，妊娠胎漏。脾胃虚弱者慎服。

中成药原料：阿胶为致康胶囊、阿胶补血口服液、复方阿胶浆、阿胶补血颗粒、阿胶当归口服液、参芪阿胶胶囊、阿胶强骨口服液等多种中成药的原料之一。

🍲 食用

阿胶鸡

鸡胸肉 400 克，阿胶 150 克，枸杞子 150 克，大米 250 克，食盐适量。鸡胸肉切成片，以 100 克清水和食盐少许腌制 15~20 分钟。清水 5 升，煮沸；加入大米慢火煲约 1.5 个小时。鸡胸肉、阿胶放入粥中，慢火煮到熟烂。枸杞子浸水 10 分钟，过滤后放进粥里，加入食盐调味即可食用。

附

制法　将驴皮浸泡去毛，切块洗净，分次水煎，滤过，合并滤液，浓缩（可分别加入适量的黄酒、冰糖及豆油）至稠膏状，冷凝，切块，晾干，即得。

阿胶炮制品——阿胶珠，与阿胶具有相同功效。

滥用阿胶会出现如腹胀、口臭、咽痛、口舌生疮、便秘等上火、消化不良等症状。脾胃虚寒者、体内湿邪较重者慎用。女性服用阿胶宜在经期后，生理期服用可能引起月经不畅、经期紊乱。

22 乌梢蛇

乌梢蛇俗称"剑脊乌梢、乌峰蛇、乌风蛇"，来源于游蛇科动物乌梢蛇〔*Zaocys dhumnades*（Cantor）〕的干燥体。多于夏、秋二季捕捉，剖开腹部或先剥皮留头尾，除去内脏，盘成圆盘状，干燥。以人工养殖为主，主产于浙江、江苏、湖南、贵州、安徽、云南、四川等省区。国家二级保护动物，为有重要生态、科学、社会价值的"三有"动物。

动物特征

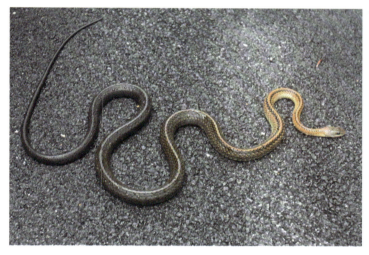

乌梢蛇

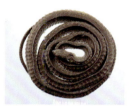

完整药材背面

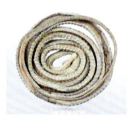

完整药材腹面

1　形体较粗大，头颈区分不明显。背面灰褐色或黑褐色，有 2 条黑线纵贯全身；成熟个体黑线不明显，黄褐纵线明显；幼蛇背面灰绿色。
2　腹鳞灰白色；尾部渐细而长；吻鳞自头背可见，宽大于高；背鳞鳞行成偶数；肛鳞二行。

药材经验鉴别

1　呈圆盘状。表面黑褐色或绿黑色，密被菱形鳞片；背鳞行数成双，背中央 2~4 行鳞片强烈起棱，形成两条纵贯全体的黑线。
2　头盘在中间，扁圆形，眼大而下凹陷，有光泽。

3 脊部高耸成屋脊状，腹部剖开边缘向内卷曲，可见排列整齐的肋骨。

4 气腥，味淡。

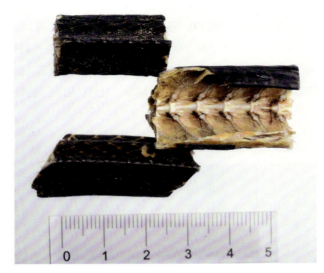

药材饮片

药材品质

以头尾齐全、皮黑褐、肉色黄白、脊部有棱、体坚实者为佳。

用途

🌿 **药用**

功能与主治： 祛风，通络，止痉。用于风湿顽痹，麻木拘挛，中风口眼㖞斜，半身不遂，抽搐痉挛，破伤风，麻风，疥癣。

中成药原料： 乌梢蛇是抗栓再造丸、乌蛇止痒丸、通痹片、麝香抗栓胶囊、参茸木瓜药酒、大活络丸等多种中成药的原料之一。

附

乌梢蛇因其价格高昂，同类低价蛇类品种较多，致其混伪品繁多。正品乌梢蛇具有"剑脊""铁线尾"、体背鳞片强烈起棱等性状鉴别特征。

㉓ 鸡内金

鸡内金俗称"鸡肫胵、鸡肫皮、鸡黄皮",因色黄如金而得名。来源于雉科动物家鸡（*Callus gallus* domesticus Brisson）的沙囊内壁。杀鸡后,取出鸡肫,立即剥下内壁,洗净,干燥。人工饲养品种,全国各地均有产。

动物特征

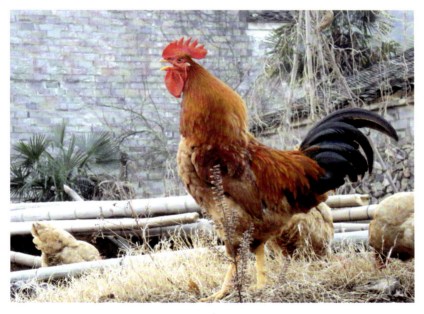

鸡

1 雌雄异型异色,雄者体型大而羽色华丽,雌者体小而羽色暗淡。

2 嘴短而强健,上嘴微曲,稍长于下嘴。两翅短圆,具有 10 枚初级飞羽。尾羽大多发达,由 12~20 枚尾羽构成。

3 脚强健,具四趾。

1 为不规则卷片，厚约 2 毫米。
2 表面黄色、黄绿色或黄褐色，薄而半透明，具明显的条状皱纹。
3 质脆，易碎，断面角质样，有光泽。
4 气微腥，味微苦。

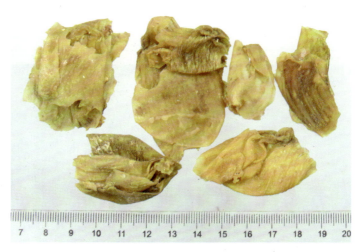

鸡内金药材

药材品质

以个大、色黄、完整不破碎者为佳。

用途

🕊 药用

功能与主治：健胃消食，涩精止遗，通淋化石。用于食积不消，呕吐泻痢，小儿疳积，遗尿，遗精，石淋涩痛，胆胀胁痛。

中成药原料：鸡内金为健胃片、胃苏颗粒、健脾生血颗粒、小儿消食片、开胃山楂丸、金嗓散结丸、胃康胶囊、健儿乐颗粒、疳积散、桂蒲肾清胶囊、小儿化滞健脾丸、小儿珍珠镇惊丸、小儿和胃消食片等多种中成药的原料之一。

🍲 **食用**

---

1 **益脾饼**

　　白术 120 克，干姜 60 克，炒鸡内金 60 克，熟枣肉 60 克。白术、鸡内金分别轧细焙熟，干姜轧细，与枣肉同捣如泥做小饼，放锅中慢火焙干。适用于脾胃虚寒、饮食减少、腹痛泄泻、完谷不化、四肢倦怠。

2 **鸡内金陈皮粥**

　　鸡内金 6 克，陈皮 3 克，砂仁 1.5 克，粳米 30 克，白糖少许。将鸡内金、陈皮、砂仁共研末，与粳米同煮成粥，服食时加入适量白糖。具有消积健脾功效，尤其适用于因消化不良引起的肚腹胀大、大便黏滞等。

附

　　（1）鸡内金制假、掺假、加重等现象严重，有的以鸭内金、鹅内金直接混入鸡内金中，或在鸡内金用砂烫制后，不将细砂筛净；或将粉皮加入黄色颜料，再用特制模具压制成鸡内金形状。购买使用时，要注意鉴别。

　　（2）鸡内金是一味强有力的消导之品，善于消食磨积，还长于化石，临床上既可用于肾结石、膀胱结石，也常用于肝胆结石。鸡内金味酸，有化食消积、涩精止遗之功效。